일러두기

뇌美인 트레이닝을 함께 하실 여러분을 환영합니다!

뇌美인 트레이닝은 좌우 양쪽 페이지로 구성됩니다.

왼쪽 페이지는 뇌건강에 유익한 정보와 나의 삶을 돌이켜보고 계획하는 활동으로 구성되어 있으며, 오른쪽 페이지에는 주의집중력과 기억력, 시공간능력, 계산능력, 전두엽 기능, 그리고 언어능력의 다양한 인지과제가 수록되어 있습니다. 특히 이번 3호에는 '뇌'에 대하여 공부를 하면서 관련질병에 대해 자세히 알아보고 사전 예방을 할 수 있도록 기획하였습니다.

매일의 활동에 들어가기 전에,

뇌美인이 되기 위한 인지건강 수칙인 '진인사대천명+3高'을 깊이 새겨두시고, 책에 있는 일주일 계획을 꼼꼼히 세워보시기 바랍니다. '뇌'에 대해 공부도 하고 문제도 풀고, 그림도 그려가면서 하루 20분씩 꾸준히 노력과 시간을 투자하여 인지문제를 풀어보세요.

인지문제를 풀 때는 많은 생각이 필요하고, 답을 여러 번 고쳐 써야 할 수 있으므로 볼펜보다는 연필과 지우개를 사용하는 것이 좋습니다. 문제의 정답은 한 주 활동이 끝나면 그 다음 페이지에 게재되오니 참고하시기 바랍니다.

뇌美인 트레이닝은 한 권당 3개월 과정으로 구성되어 있으며, 1, 2, 3 호가 나왔고 계속하여 4호가 시리즈로 출간될 예정입니다.

매 호를 다 마치신 후, 공부한 뇌미인 트레이닝 책을 저희 출판사에 보내주시면 가장 열심히 공부하시고 활동하신 분을 선정하여 다음 호를 선물로 드리겠습니다. 물론 보내주신 책은 돌려드립니다.

매일 하루 20분, 뇌美인 트레이닝으로 치매를 이기는 진정한 뇌美인이 되시기 바랍니다.

보내실 곳 : 도서출판 뇌미인
주소 : 경기도 남양주시 사릉로 34번길 21. 105동 509호
전화번호 : 031) 592-2353
이메일 : brainbeauty365@gmail.com

치매예방학습지

뇌美인
TRAINING 365
3

{ **치매없는 아름다운 뇌만들기 프로젝트** }

매일 매일 두뇌 트레이닝이 당신의 뇌를 젊게 만듭니다.
얼굴 관리하듯 뇌 관리하여 치매없이 아름답게 살수 있습니다.
오늘 당신의 생각이, 운동이, 금연이, 끼니가 뇌미인을 만듭니다.

나의 뇌를 웃게 하고 치매를 예방하는 '진인사대천명 + 3고(GO)관리법'
'盡人事待天命'

▶ **진**땀나게 운동하고
매일 운동하는 사람은 알츠하이머병이 생길 확률이 80% 낮다.

▶ **인**정사정없이 담배 끊고
흡연을 시작해 25~30년 정도 지나면 알츠하이머병의 위험이 250% 증가한다.

▶ **사**회 활동과 긍정적인 사고를 많이 하고
혼자서 외롭게 지내는 사람은 치매에 걸릴 확률이 1.5배나 높다.

▶ **대**뇌 활동을 적극적으로 하고
TV 시청 등 수동적인 정신 활동만 하면 인지장애에 걸릴 확률이 10% 증가한다.

▶ **천**박하게 술 마시지 말고
과음과 폭음은 인지장애에 걸릴 확률을 1.7배나 높인다.

▶ **명**을 연장하는 식사를 하라
비만인 사람이 3년 후 치매에 걸릴 확률은 정상 체중인 사람에 비해 1.8배 높다.

▶ **삼**고(三高)조절하기
고혈압, 고혈당(당뇨), 고지혈증을 철저히 조절하는 것이 심혈관 질환 및 치매예방에 도움이 된다.

꼭 이루고 싶은 간절한 꿈

1.

2.

3.

4.

5.

월요일

일주일 계획

이번 일주일을 생각하며 해야 할 일들을 정리해 보세요.

꼭 해야 할 일들 :

월 :

화 :

수 :

목 :

금 :

중요한 약속 / 만날 사람 :

재미난 계획 :

배수 찾아 연결하기

8의 배수를 찾아 모두 색칠해보세요. 색칠한 것을 연결 했을 때 어떤 숫자가 나오는지 맞혀보세요.
8의 배수는 8로 나누었을 때 딱 떨어지는 숫자를 말합니다.

41	162	13	143	53	171	185	79	7	181	195	38	135	197	27
169	21	130	8	248	96	110	59	105	200	240	40	272	144	149
1	189	264	33	153	87	280	165	31	88	95	191	25	69	309
100	115	112	125	75	140	152	129	161	312	183	20	163	99	58
29	44	147	160	320	72	182	63	175	184	117	61	9	73	15
37	167	24	157	51	164	176	170	3	304	32	328	216	128	173
137	208	91	81	5	55	106	296	133	136	101	154	55	360	85
179	48	71	17	97	119	70	104	74	336	90	337	139	64	45
50	103	232	127	113	39	224	150	11	192	141	62	35	344	155
151	60	199	80	288	120	145	57	123	352	16	256	56	168	111
107	10	67	159	30	193	77	23	47	93	2	131	43	19	52

매일의 단어 문제 | 다음의 초성으로 만들 수 있는 단어를 20개 이상 적어 보세요.

[ㅁ ㄱ] 물감,

화요일

뇌의 구조 -1

뇌의 무게는 성인 남자는 약 **1.4kg** 이고, 여자는 약 **1.2kg** 정도 됩니다.
뇌는 **두개골**로 싸여 있기 때문에 외부의 충격으로부터 보호를 받습니다. 또한 뇌는 **뇌척수액**이라는 물속에 둥둥 떠있습니다. 따라서 운동을 할 때 뇌가 움직여도 뇌가 상처를 받지 않습니다.

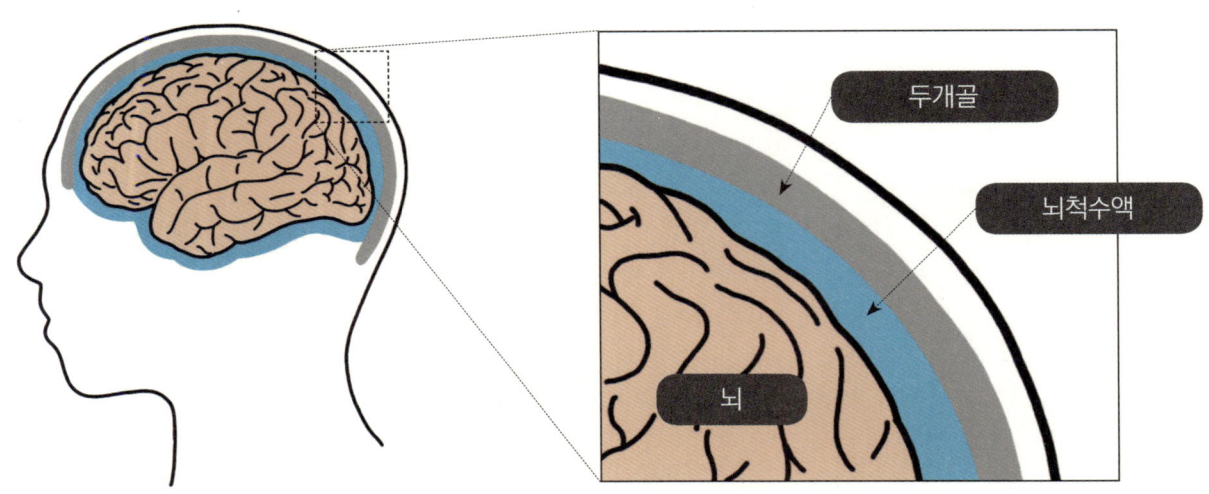

뇌는 크게 **대뇌(큰골)**, **소뇌(작은골)**, **뇌간(뇌줄기)**으로 나뉩니다.
대뇌(큰골)는 뇌 전체 비중의 80%를 차지합니다. 감정과 생각이 이곳에서 일어납니다.
소뇌(작은골)는 몸의 평형을 유지하고 미세한 운동을 조절하는 기능을 합니다.
뇌간(뇌줄기)은 생명유지에 중요한 역할을 합니다. 호흡중추, 심장중추, 의식중추가 있습니다.

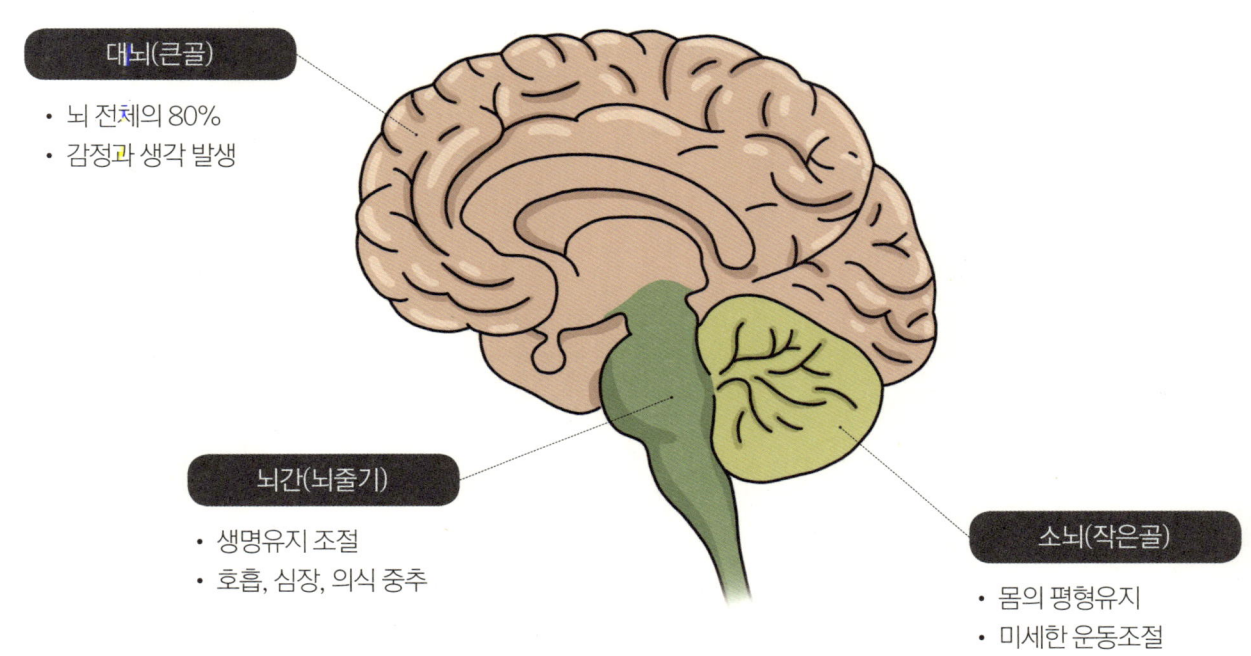

십자 말 풀이(사자성어 편)

아래 뜻풀이를 보고 가로줄과 세로줄에 들어갈 사자성어를 맞혀 보세요. 빈칸을 모두 채웠다면 표 안의 사자성어의 위치와 뜻을 여러 번 보면서 외우고, 뒷장을 넘겨 빈칸에 들어갈 알맞은 말을 적어 봅시다.

가로 풀이

1. 화가 바뀌어 오히려 복이 됨
2. 학의 목처럼 목을 길게 빼고 간절히 기다림
3. 죽을 고비를 넘기고 다시 일어남
4. 자신의 몸을 희생하여 옳을 도리를 행함
5. 같은 자리에서 자면서 다른 꿈을 꿈
6. 자신이 한 행동 때문에 자신이 꼼짝 못하게 되는 일
7. 많으면 많을수록 좋음
8. 맑은 하늘에 날벼락처럼, 뜻밖에 일어난 사건
9. 두 사람이 싸우는 틈에 엉뚱한 제3자가 이득을 봄

세로 풀이

1. 흐르는 물에 떨어지는 꽃
2. 크게 될 사람은 늦게 성공함
3. 우리 땅에서 나는 것이 몸에 가장 좋음
4. 학식이 넓고 아는 것이 많음
5. 선한 것은 권장하고 악한 것은 벌함
6. 제자가 스승보다 낫다는 것을 비유함

[네이버 지식백과 사자성어 뜻풀이 참고]

사자성어 기억하기

01-2-1

앞에서 기억한 사자성어를 아래 표 안에 채워 넣어 보세요.
가로/세로 뜻풀이를 참고해서 위치를 맞혀 보고, 뜻풀이 빈칸에 들어갈 단어도 적어 보세요.

	1(세)낙		6(가)		4(세)박	
1(가)		위				5(세)
				7(가)		익
2(가)		2(세)대				징
		3(가)		회		
	4(가)	3(세)신		8(가)/6(세)		벽
					9(가)어	
5(가)		몽				

가로 풀이

1. 화가 바뀌어 오히려 (ㅂ)이 됨
2. (ㅎ)의 목처럼 목을 길게 빼고 간절히 (ㄱㄷㄹ)
3. 죽을 고비를 넘기고 (ㄷㅅ ㅇㅇㄴ)
4. (ㅈㅅㅇㅁ)을 희생하여 옳을 도리를 행함
5. 같은 자리에서 자면서 (ㄷㄹ ㄲㅇㄲ)
6. 자신이 한 행동 때문에 (   ) 되는 일
7. (   ) 좋음
8. (   )처럼, 뜻밖에 일어난 사건
9. 두 사람이 싸우는 틈에 엉뚱한 (   )

세로 풀이

1. 흐르는 물에 떨어지는 (ㄱ)
2. 크게 될 사람은 늦게 (ㅅㄱㅎ)
3. (ㅇㄹㄸ)에서 나는 것이 몸에 가장 좋음
4. 학식이 넓고 (ㅇㄴㄱ)이 많음
5. (   ) 권장하고 (   ) 벌함
6. (   )가 스승보다 낫다는 것을 비유함

사자성어 쓰기

사자성어 한자 뜻과 음을 확인하고, 한자를 여러 번 따라 쓰면서 외워보세요.

1	落花流水 (떨어질 낙, 꽃 화, 흐를 유, 물 수)	落花流水	落花流水
2	大器晚成 (큰 대, 그릇 기, 늦을 만, 이룰 성)	大器晚成	大器晚成
3	身土不二 (몸 신, 흙 토, 아니다 불, 둘 이)		
4	博學多識 (넓을 박, 배울 학, 많을 다, 알 식)		
5	勸善懲惡 (권할 권, 착할 선, 징계할 징, 악할 악)		
6	靑出於藍 (푸를 청, 날 출, 어조사 어, 쪽 람)		
7	轉禍爲福 (구를 전, 재앙 화, 할 위, 복 복)		
8	鶴首苦待 (학 학, 머리 수, 쓸 고, 기다릴 대)		
9	起死回生 (기동할 기, 죽을 사, 돌아올 회, 살 생)		
10	殺身成仁 (죽일 살, 몸 신, 이룰 성, 어질 인)		

매일의 단어 문제 | 다음 제시된 초성을 보고 대형 병원 내 진료과 명칭을 맞혀 보세요.

〈예시〉 ㅈㅎㅇㅎ과 → 재활의학과

1. ㅅㄱ과
2. ㄱㅈㅇ학과
3. ㅈㅎㅇ과
4. 소ㅎㄱㄴ과
5. ㅊ과

6. ㅂㄴ기과
7. ㅅㅈ내과
8. 응ㄱㅇㅎ과
9. ㅍㅂ과
10. ㄱㅇ내과

수요일

뇌의 구조 -1 / 문제

앞에서 배운 뇌의 구조를 생각해 보면서 빈칸에 들어갈 알맞은 답을 적어 보세요.

1. 뇌의 무게는 성인 남자는 약 _____ kg 이고, 여자는 약 _____ kg 입니다.

2. 뇌는 _____ 로 싸여 있기 때문에 외부의 충격으로부터 보호를 받습니다.
   또한 뇌는 _____ 이라는 물속에 둥둥 떠있습니다. 따라서 운동을 할 때 뇌가 움직여도 뇌가 상처를 받지 않습니다.

3. 뇌는 크게 부분으로 나눠집니다. _____ (큰골), _____ (작은골), _____ (뇌줄기)

4. 뇌의 구조를 잘 보고, 빈칸에 들어갈 알맞은 뇌 영역 이름을 적어 보세요.

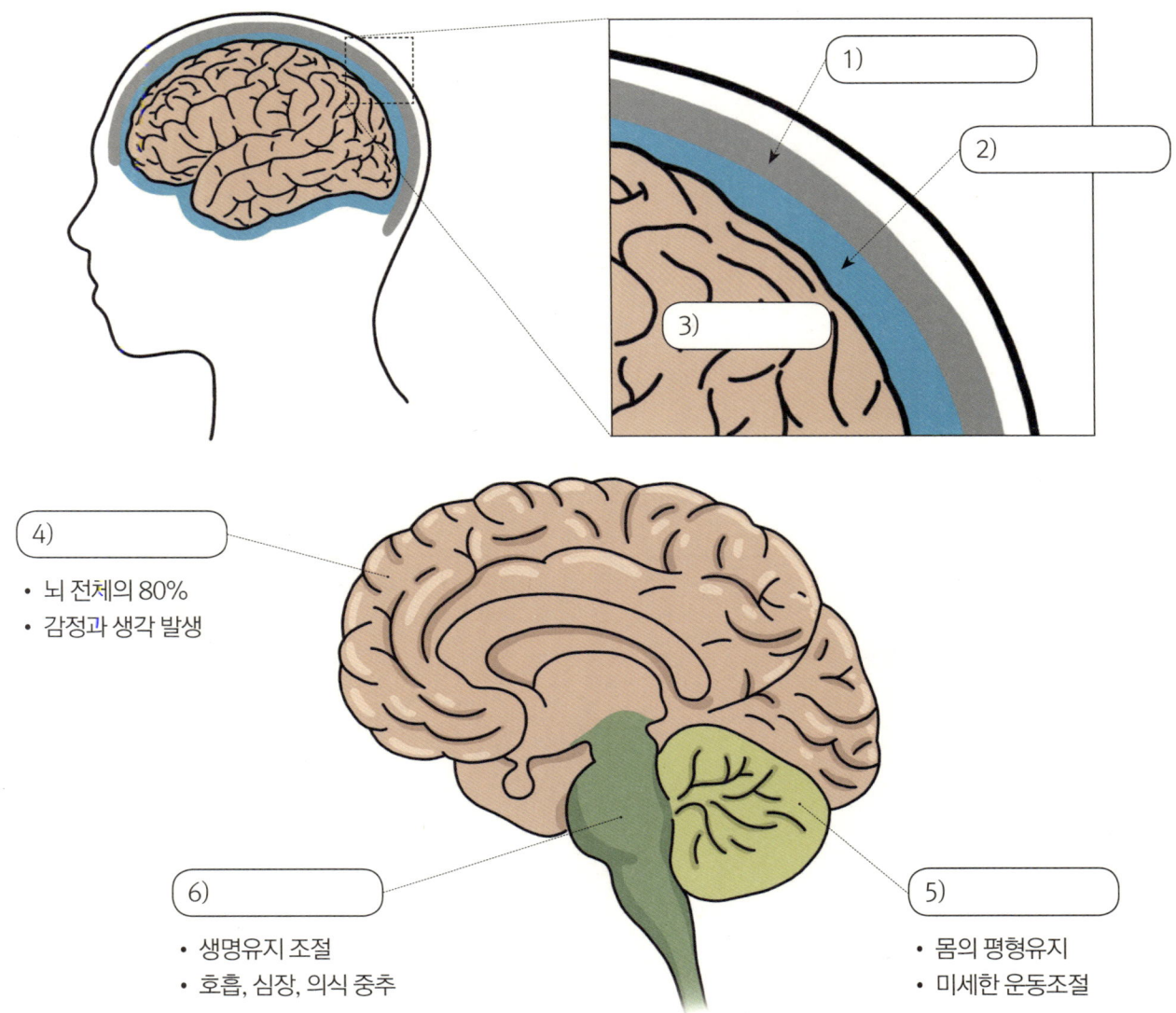

4)
- 뇌 전체의 80%
- 감정과 생각 발생

6)
- 생명유지 조절
- 호흡, 심장, 의식 중추

5)
- 몸의 평형유지
- 미세한 운동조절

글자 회전

시공간 능력

예시와 같이 한자를 180도로 회전하여 적어 보세요. 내 앞에 사람이 앉아 있다 생각하고, 앞사람이 봤을 때 올바른 방향의 한자가 되도록 상상하면서 적어 보세요. 단, 종이를 돌리면 안 됩니다

예시)

| 落 花 流 水 | → 거꾸로 쓰기 → | 水 流 花 落 |

| 大 器 晩 成 |
| 身 土 不 二 |
| 靑 出 於 藍 |
| 起 死 回 生 |
| 殺 身 成 仁 |
| 同 床 異 夢 |
| 多 多 益 善 |
| 漁 夫 之 利 |

매일의 단어 문제 | 두 글자씩 짝을 지어 단어를 만들어 보세요. (글자는 중복해서 사용해도 됩니다)

| 계   혼 |
| 보   산   수 |
| 죽 매   망 |
| 독   동 |
| 세 비 |

수비

목요일

뇌의 구조 -1 / 컬러링

그림의 선을 따라 그려보시고 아래의 색상대로 색칠해주세요.

- 대뇌(큰골) → 살구색
- 소뇌(작은골) → 노란색
- 뇌간(뇌줄기) → 녹색

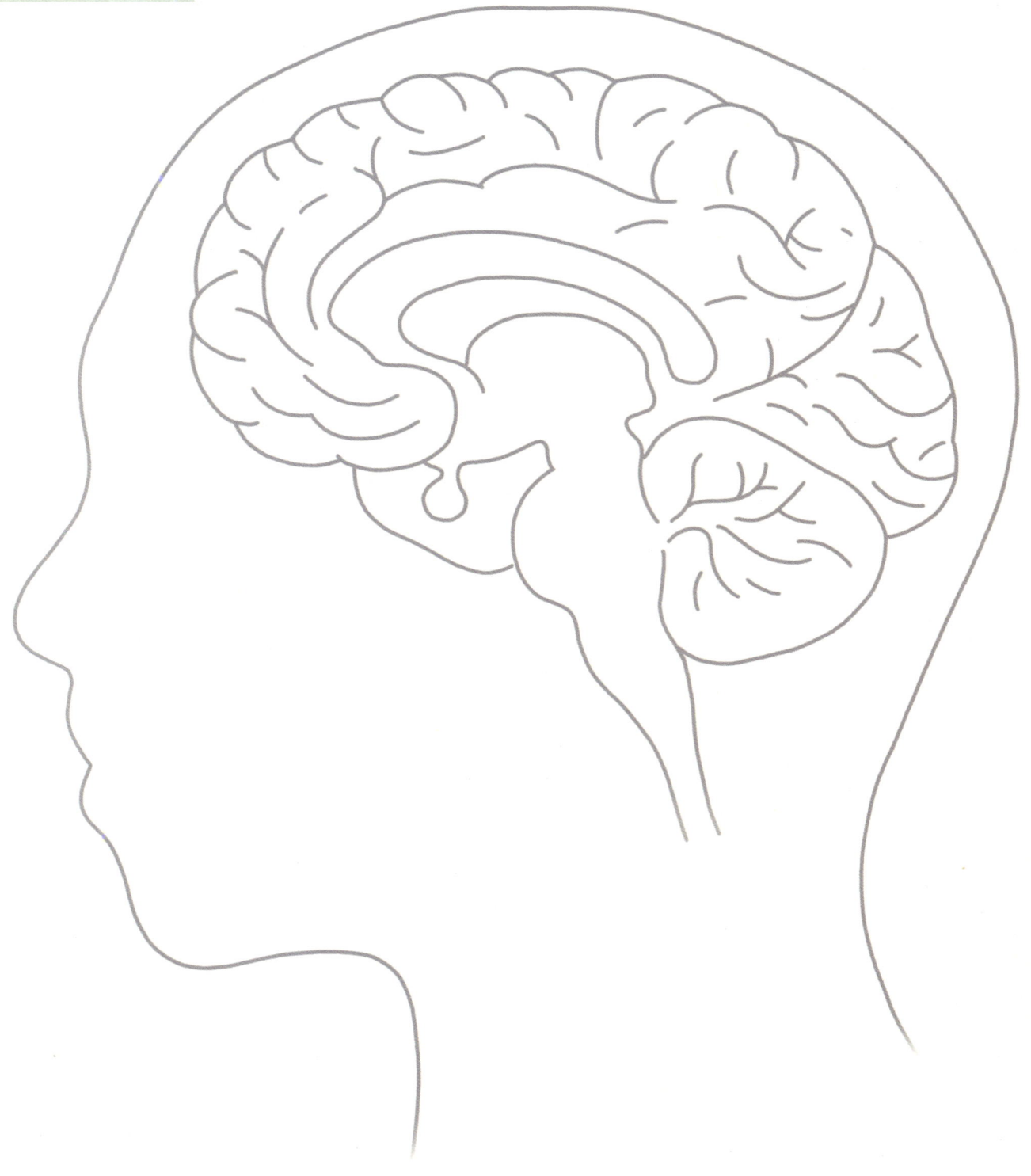

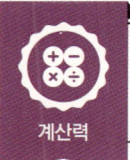

숫자 계산

<보기>에 제시된 숫자를 한 번씩만 사용하여 아래의 식을 완성해 보세요.
가로줄과 세로줄에 제시되어 있는 숫자의 합이 모두 맞아야 합니다.

보기 = 11 , 13 , 15 , 17 , 19 , 21 , 23 , 25 , 27

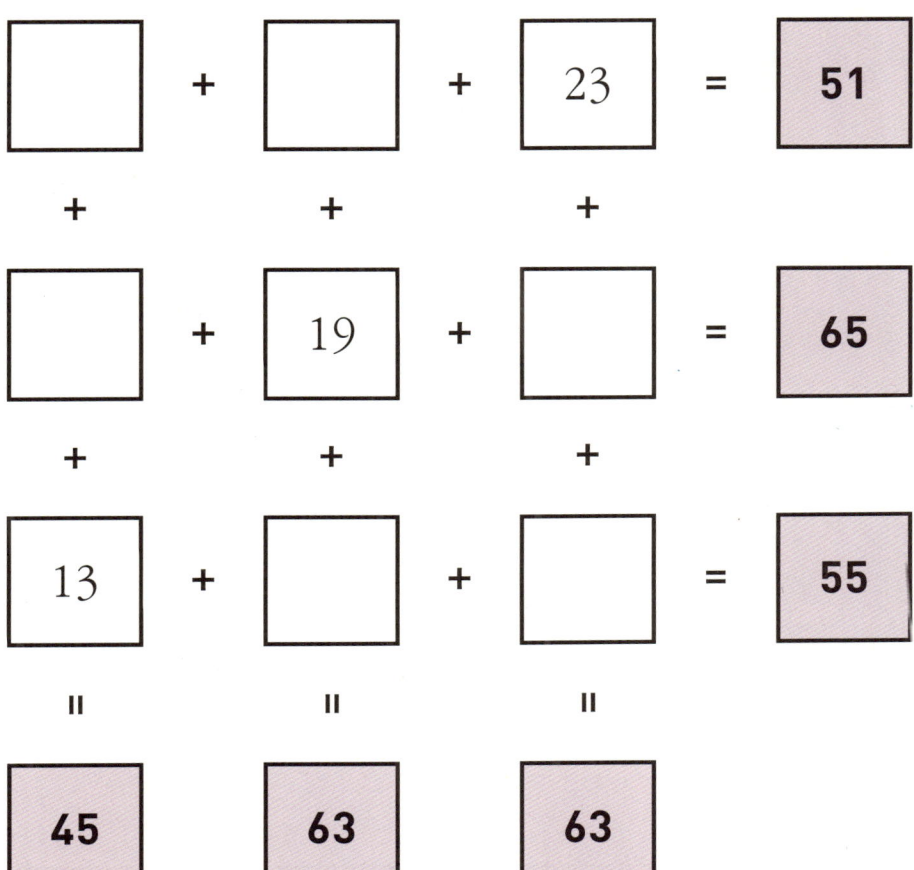

매일의 단어 문제 | 다음의 초성으로 만들 수 있는 단어를 20개 이상 적어 보세요.

[ㅁ ㅅ] 명사,

금요일

일주일 정리

이번 한 주 내가 한 일들을 떠올려 보세요. 기억력 향상에 많은 도움이 됩니다.

월 :
화 :
수 :
목 :
금 :

이번 주 만난 사람 :

나의 긍정 점수

지난 한 주 만난 사람, 주위 사람들을 떠올리고 한 사람씩 평가해 보세요.
그 평가가 바로 당신의 긍정 정도를 말해 줍니다.

대상										

점수
(100점 만점)

스도쿠

〈가로 줄〉, 〈세로 줄〉, 〈작은 9칸의 네모〉 안에 1~9의 숫자를 중복되지 않게 한 번씩 채워 넣으세요.
빈칸이 적은 줄부터 시작해 보세요.

8	2			3			6	9
7		3	8	2			5	
4		1					3	2
	4		9		6			1
5	8		2				7	3
							4	6
				6		3	1	
	5		3	9	8	6	2	
6	3	2	5	1	7			8

매일의 단어 문제 | 다음 제시된 초성을 보고 대형 병원 내 진료과 명칭을 맞혀 보세요.

〈예시〉 ㅈㅎ의ㅎ과 → 재활의학과

1. ㅅㅂㅇ과
2. ㅇㅂ인ㅎ과
3. ㅅㅎ외과
4. ㅇ과
5. ㅎㅎㄱ내과
6. ㅅ환ㄱㄴ과
7. ㅎㅂ외과
8. ㅇ상ㅇㅎ과
9. ㅈ신ㄱㄱㅇ학과
10. 소ㅇㅊㅅㄴ과

1주 [정답]

01-1 [주의집중력 _ 배수 찾아 연결하기]

41	162	13	143	53	171	185	79	7	181	195	38	135	197	27
169	21	130	8	248	96	110	59	105	200	240	40	272	144	149
1	189	264	33	153	87	280	165	31	88	95	191	25	69	309
100	115	112	125	75	140	152	129	161	312	183	20	163	99	58
29	44	147	160	320	72	182	63	175	184	117	61	9	73	15
37	167	24	157	51	164	176	170	3	304	32	328	216	128	173
137	208	91	81	5	55	106	296	133	136	101	154	55	360	85
179	48	71	17	97	119	70	104	74	336	90	337	139	64	45
50	103	232	127	113	39	224	150	11	192	141	62	35	344	155
151	60	199	80	288	120	145	57	123	352	16	256	56	168	111
107	10	67	159	30	193	77	23	47	93	2	131	43	19	52

[매일의 단어 문제]

마감, 마개, 마계, 마구, 마귀, 마기, 막간, 막강, 만감, 만개, 만겁, 만고, 만국, 만군, 만기, 말거, 말경, 말굽, 말귀, 망각, 망고, 망국, 매각, 매개, 매국, 맹견, 멍게, 멍군, 메기, 멸균, 명가, 명곡, 명관, 명궁, 명기, 모계, 모골, 모공, 모과, 모교, 모국, 모금, 모기, 목각, 목검, 목공, 목관, 몰골, 몸값, 묘기, 무게, 무고, 무관, 무궁, 무극, 무급, 문간, 문갑, 문건, 문경, 문고, 문과, 문구, 물가, 물개, 물고, 물길, 미각, 미간, 미개, 미결, 미곡, 미관, 미구, 미국, 미군, 미궁, 민감, 민국, 민권, 밀감, 밀고, 밑간 등 기타 다른 단어도 있습니다.

01-2, 01-2-1 [기억력 _ 십자 말 풀이(사자성어 편)]

	1(세) 낙			6(가) 자	승	자	4(세) 박	
1(가) 전	화	위	복				학	5(세) 권
	유					7(가) 다	다	익	선
2(가) 학	수	고	2(세) 대			식		징
			3(가) 기	사	회	생		악
			만					
	4(가) 살	3(세) 신	성	인		8(가)/6(세) 청	천	벽	력
		토				출		
		불				9(가) 어	부	지	리
	5(가) 동	상	이	몽		람		

01-2-1 [기억력 _ 사자 성어 기억하기]

가로 풀이
1. 화가 바뀌어 오히려 (복)이 됨
2. (학)의 목처럼 목을 길게 빼고 간절히 (기다림)
3. 죽을 고비를 넘기고 (다시 일어남)
4. (자신의 몸)을 희생하여 옳을 도리를 행함
5. 같은 자리에서 자면서 (다른 꿈을 꿈)
6. 자신이 한 행동 때문에 (자신이 꼼짝 못하게) 되는 일
7. (많으면 많을수록) 좋음
8. (맑은 하늘에 날벼락)처럼, 뜻밖에 일어난 사건
9. 두 사람이 싸우는 틈에 엉뚱한 (제3자가 이득을 봄)

세로 풀이
1. 흐르는 물에 떨어지는 (꽃)
2. 크게 될 사람은 늦게 (성공함)
3. (우리 땅)에서 나는 것이 몸에 가장 좋음
4. 학식이 넓고 (아는 것)이 많음
5. (선한 것은) 권장하고 (악한 것은) 벌함
6. (제자)가 스승보다 낫다는 것을 비유함

[매일의 단어 문제]

1. 신경과
2. 가정의학과
3. 정형외과
4. 소화기내과
5. 치과
6. 비뇨기과
7. 신장내과, 심장내과
8. 응급의학과
9. 피부과
10. 감염내과

01-2-3 [뇌의 구조-1 문제]

1. 1.4 / 1.2
2. 두개골, 뇌척수액
3. 대뇌, 소뇌, 뇌간
4. 1) 두개골, 2) 뇌척수액, 3) 뇌, 4) 대뇌(큰골), 5) 소뇌 (작은골) 6) 뇌간 (뇌줄기)

01-3 [시공간 능력 _ 글자 회전]

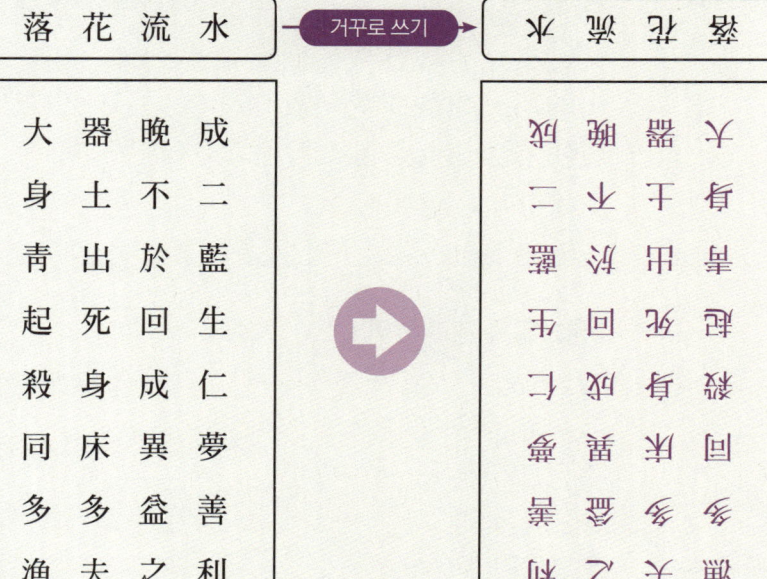

[매일의 단어 문제]

계동, 계보, 계망, 계매, 계비, 계산, 계세, 계수, 계죽, 독계, 독보, 독산, 독수, 동계, 동독, 동매, 동비, 동산, 동수, 동죽, 동혼, 망계, 망동, 망매, 망혼, 매독, 매보, 매비, 매세, 매수, 매죽, 매혼, 보계, 보매, 보망, 보비, 보수, 비계, 비독, 비동, 비망, 비매, 비보, 비산, 비세, 비수, 비죽, 산계, 산독, 산동, 산망, 산매, 산보, 산비, 산세, 산수, 산죽, 세계, 세독, 세망, 세보, 세비, 세수, 수계, 수동, 수매, 수보, 수비, 수산, 수세, 수죽, 혼동, 혼망, 혼비, 혼산, 혼수 등 기타 다른 단어도 있습니다.

01-3-1 [뇌의 구조-1 / 컬러링]

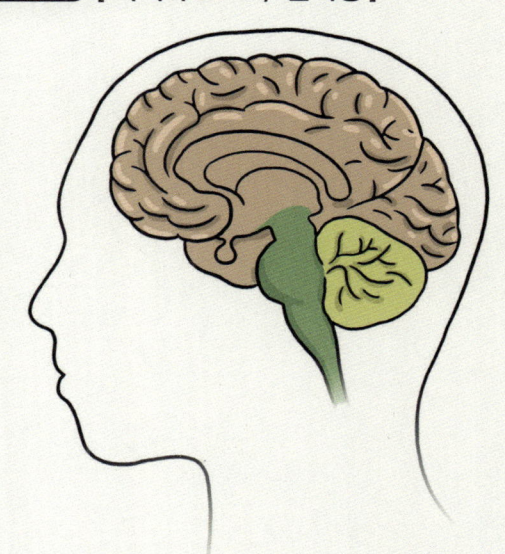

1주 [정답]

01-4 [계산력_숫자 계산]

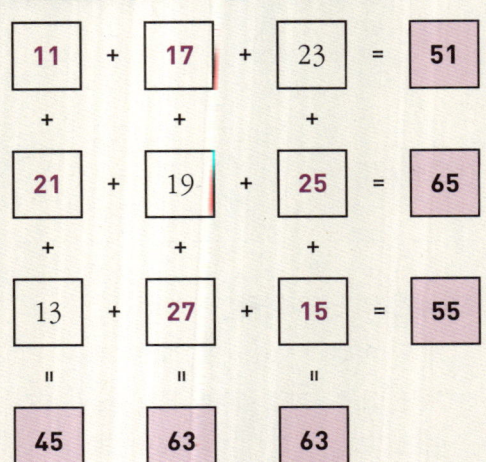

[매일의 단어 문제]

마산, 마술, 막사, 막상, 만사, 만삭, 만성, 만세, 만수, 만실, 말세, 말소, 망상, 망석, 망신, 매사, 매상, 매설, 매수, 매실, 맨손, 맵시, 맹수, 머슴, 먹색, 먹성, 멍석, 멱살, 면사, 면상, 면세, 면수, 멸시, 명산, 명상, 명색, 명성, 명소, 명수, 명시, 명실, 명심, 모색, 모성, 모순, 모습, 모시, 목사, 목살, 목석, 목성, 목수, 목숨, 몰살, 몰수, 몸살, 몸소, 몸속, 몽상, 묘사, 묘소, 묘수, 무사, 무산, 무상, 무성, 무속, 무쇠, 무순, 무술, 무신, 무심, 묵살, 문상, 문서, 문신, 물살, 물새, 물소, 물속, 미사, 미색, 미소, 미수, 미숙, 미시, 미신, 민사, 민생, 민속, 민심, 밀살, 밀수, 밀실, 밉상 등 기타 다른 단어도 있습니다.

01-5 [전두엽 기능_스도쿠]

8	2	5	1	3	4	7	6	9
7	6	3	8	2	9	1	5	4
4	9	1	6	7	5	8	3	2
3	4	7	9	5	6	2	8	1
5	8	6	2	4	1	9	7	3
2	1	9	7	8	3	5	4	6
9	7	8	4	6	2	3	1	5
1	5	4	3	9	8	6	2	7
6	3	2	5	1	7	4	9	8

[금요일 주제별 단어]

1. 산부인과
2. 이비인후과
3. 성형외과
4. 안과, 외과
5. 호흡기내과
6. 순환기내과
7. 흉부외과
8. 영상의학과
9. 정신건강의학과
10. 소아청소년과

월요일

일주일 계획

이번 일주일을 생각하며 해야 할 일들을 정리해 보세요.

꼭 해야 할 일들 :

월 :
화 :
수 :
목 :
금 :

중요한 약속 / 만날 사람 :

재미난 계획 :

글자 찾기

김영랑의 '돌담에 속삭이는 햇발' 시입니다.
시 안에 ㄹ 을 찾아 동그라미 표시하고, 모두 몇 개 인지 적어 보세요.

돌담에 속삭이는 햇발 시 / 김 영 랑

돌담에 속삭이는 햇발같이
풀 아래 웃음짓는 샘물같이
내 마음 고요히 고운 봄길 위에
오늘 하루 하늘을 우러르고 싶다.

새악시 볼에 떠오르는 부끄럼같이
시의 가슴 살포시 젖는 물결같이
보드레한 에메랄드 얇게 흐르는
실비단 하늘을 바라보고 싶다.

ㄹ 의 총 개수 = (   ) 개

매일의 단어 문제 | 다음의 초성으로 만들 수 있는 단어를 20개 이상 적어 보세요.

[ㅁ ㄷ] 만두,

화요일

뇌의 구조 -2

뇌는 소뇌(작은골)를 제외하고 3층으로 생각할 수 있습니다. 즉 아래서부터 위로,
1층 뇌간(뇌줄기)에는 **생명활동**,
2층 가장자리뇌에는 **감정활동**,
3층 대뇌피질에는 **이성적인 사고 활동**이 자리잡고 있습니다.

이 중에서 **2층과 3층을 합쳐서 대뇌**라고 합니다. 즉, 대뇌는 **가장자리뇌(감정센터)와 대뇌피질(이성적 사고 센터)**로 구성되어 있습니다.

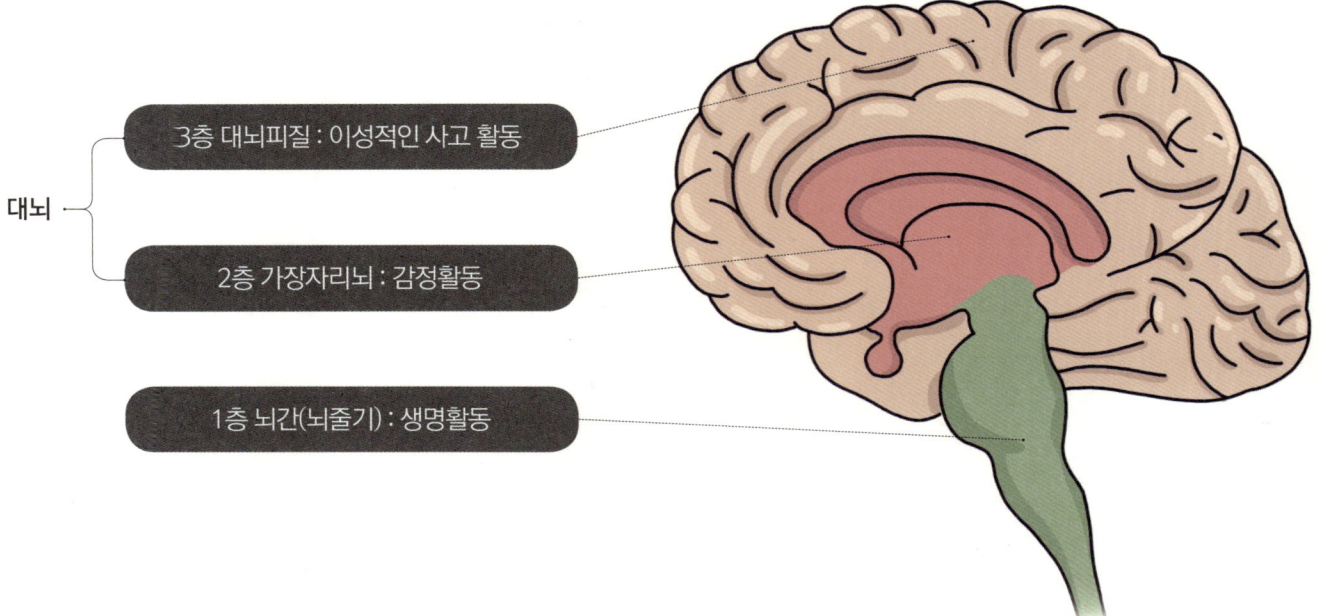

[가장자리뇌와 대뇌피질의 역할을 설명하는 예]
맞선을 보러 나갔을 때, 상대방을 보자마자 삽시간에 "이 사람이다, 아니다"라는 느낌을 주는 곳은 감정센터인 가장자리뇌이고, 나중에 집에 돌아와서 "그 사람의 학력, 외모, 성격, 재정적인 능력, 집안 등을 따져 보는 일"은 대뇌피질이 담당합니다.

뇌사상태와 식물인간의 차이를 아시나요?

1. 뇌사상태
대뇌와 뇌간(뇌줄기)이 모두 손상되어 의식과 생명을 유지하는 것이 불가능한 상태를 뇌사 상태라고 합니다.

2. 식물인간
뇌간(노줄기)은 살아 있는데, 대뇌가 기능을 못하면 이를 식물인간 상태라고 합니다. 뇌간(뇌줄기)이 살아 있으므로 심장이 뛰고 호흡은 가능합니다. 그러나 뇌간(뇌줄기)에 있는 의식중추에서 뇌피질로 신호를 쏘아 올리지만 이를 인식하지 못하므로 의식이 없어 보입니다.

문학 작품 외우기

시를 천천히 여러 번 따라 읽으면서 보라색으로 표시한 단어를 외워 보세요.
아래 똑같이 필사도 해보고 내용을 기억한 다음에 뒷장을 넘겨 빈칸에 들어갈 단어를 적어 보세요.

돌담에 속삭이는 햇발   시 / 김영랑

돌담에 속삭이는 햇발같이
풀 아래 웃음짓는 샘물같이
내 마음 고요히 고운 봄길 위에
오늘 하루 하늘을 우러르고 싶다.

새악시 볼에 떠오는 부끄럼같이
시의 가슴 살포시 젖는 물결같이
보드레한 에메랄드 얇게 흐르는
실비단 하늘을 바라보고 싶다.

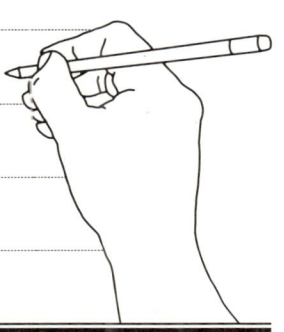

문학 작품 외우기

앞에서 외운 시를 바탕으로 빈칸에 들어갈 단어를 적어 보세요.

돌담에 속삭이는 햇발   시/(ㄱㅇㄹ)

(ㄷㄷ)에 속삭이는 (ㅎㅂ)같이
(ㅍ) 아래 웃음짓는 (ㅅㅁ)같이
내 마음 고요히 고운 (ㅂㄱ) 위에
오늘 하루 (ㅎㄴ)을 우러르고 싶다.

(ㅅㅇㅅ) 볼에 떠오르는 (ㅂㄲㄹ)같이
시의 (ㄱㅅ) 살포시 젖는 (ㅁㄱ)같이
보드레한 (ㅇㅁㄹㄷ) 얇게 흐르는
(ㅅㅂㄷ) 하늘을 바라보고 싶다.

매일의 단어 문제 | 다음 제시된 초성을 보고 주방용품 이름을 맞혀 보세요.

〈예시〉 ㄱㅈ → 국자

1. ㅅㄱ락
2. ㄴㅂ
3. ㅈ걱
4. ㅈ반
5. ㅇ력ㅂㅅ
6. ㅈㅈㅈ
7. ㄱㅁ장ㄱ
8. ㅅㅅㅁ
9. ㄱㅍ기
10. ㅋ

이야기 만들기

세 개의 단어를 이용하여 재미있는 문장을 만들어 보세요. 단어의 순서는 바뀌어도 상관없습니다.

예시) **천둥, 아기, 보석**

(**천둥**치는 하늘 아래 놀란 **아기**의 얼굴이 값진 **보석**처럼 창백하구나.)

1. 돌담, 햇발, 풀

2. 샘물, 봄길, 하늘

3. 새악시, 부끄럼, 하늘

4. 물결, 에메랄드, 실비단

수요일

뇌의 구조 -2 / 문제

앞에서 배운 뇌의 구조를 생각해 보면서 빈칸에 들어갈 알맞은 답을 적어 보세요.

1. 대뇌는 _____ (감정센터)와 _____ (이성적 사고 센터)로 나눌 수 있습니다.

2. 뇌는 소뇌(작은골)를 제외하고 3층으로 생각할 수 있습니다. 즉 아래서부터 위로, 1층 _____ 에는 생명활동, 2층 _____ 에는 감정활동, 3층 _____ 에는 이성적인 사고 활동이 자리잡고 있습니다.

3. 그림을 보고 빈칸에 들어갈 내용을 적어보세요.

   1) 3층 대뇌피질 : _____ 활동

   2) 2층 가장자리뇌 : _____ 활동

   3) 1층 뇌줄기 : _____ 활동

4. 대뇌와 뇌줄기가 모두 손상되어 의식과 생명을 유지하는 것이 불가능한 경우를 무슨 상태라고 하나요?
   1) 쇼크상태   2) 식물인간상태   3) 뇌사상태   4) 간질발작상태

5. 뇌줄기는 살아 있는데, 대뇌가 기능을 못하면 무슨 상태라고 하나요?

   _____ 상태

도형 회전

4개의 입체도형 중에 색의 위치가 다른 도형 하나를 찾아 보세요.

예시)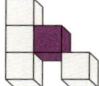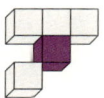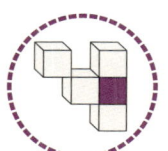

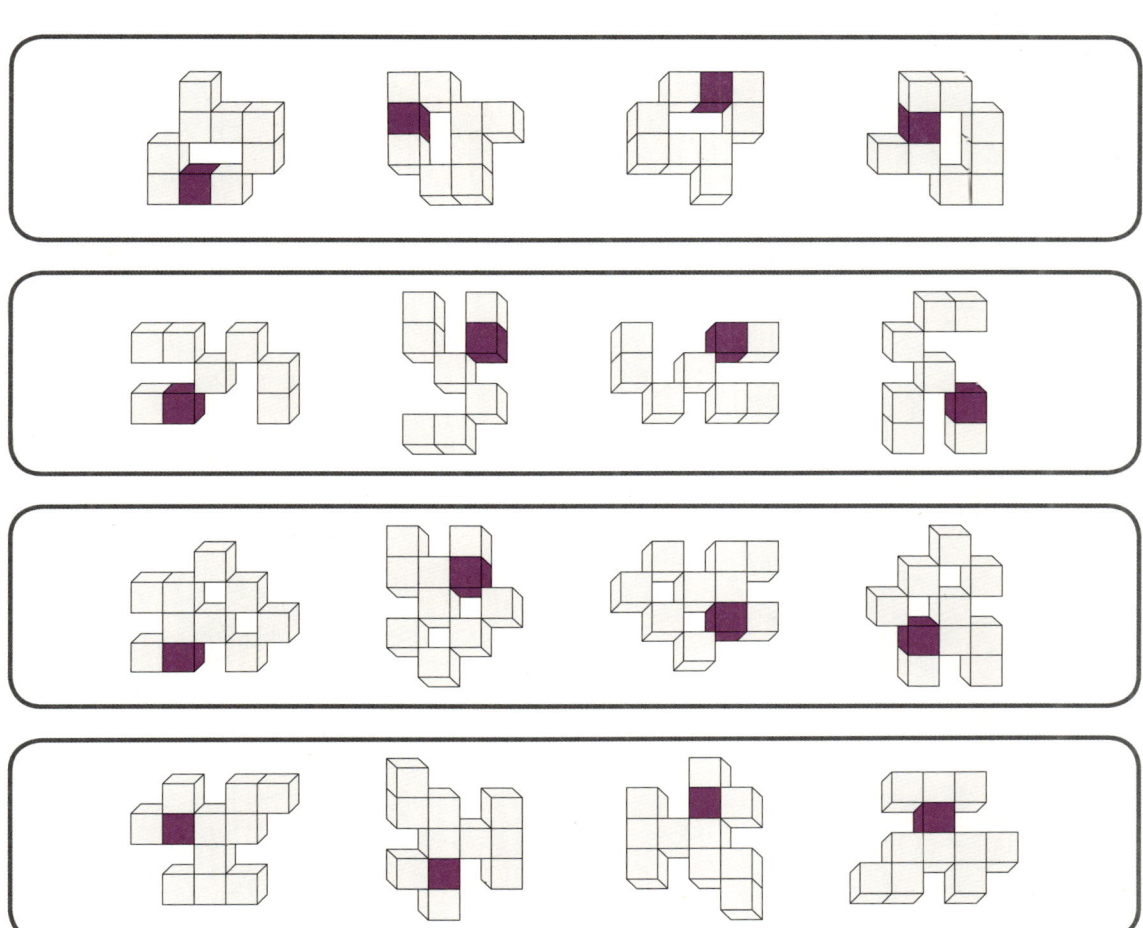

매일의 단어 문제 | 두 글자씩 짝을 지어 단어를 만들어 보세요. (글자는 중복해서 사용해도 됩니다)

```
    호      담
손      과      형
    외      종      정
 이      자
        요      경
```

손자

| 목요일 | # 뇌의 구조 -2 / 컬러링 |

그림의 선을 따라 그려보시고 아래의 색상대로 색칠해주세요.

- 이성적 사고를 하는 대뇌피질에는 → 노란색
- 감정활동을 하는 가장자리뇌에는 → 빨간색
- 생명활동을 하는 뇌즐기에는 → 파란색

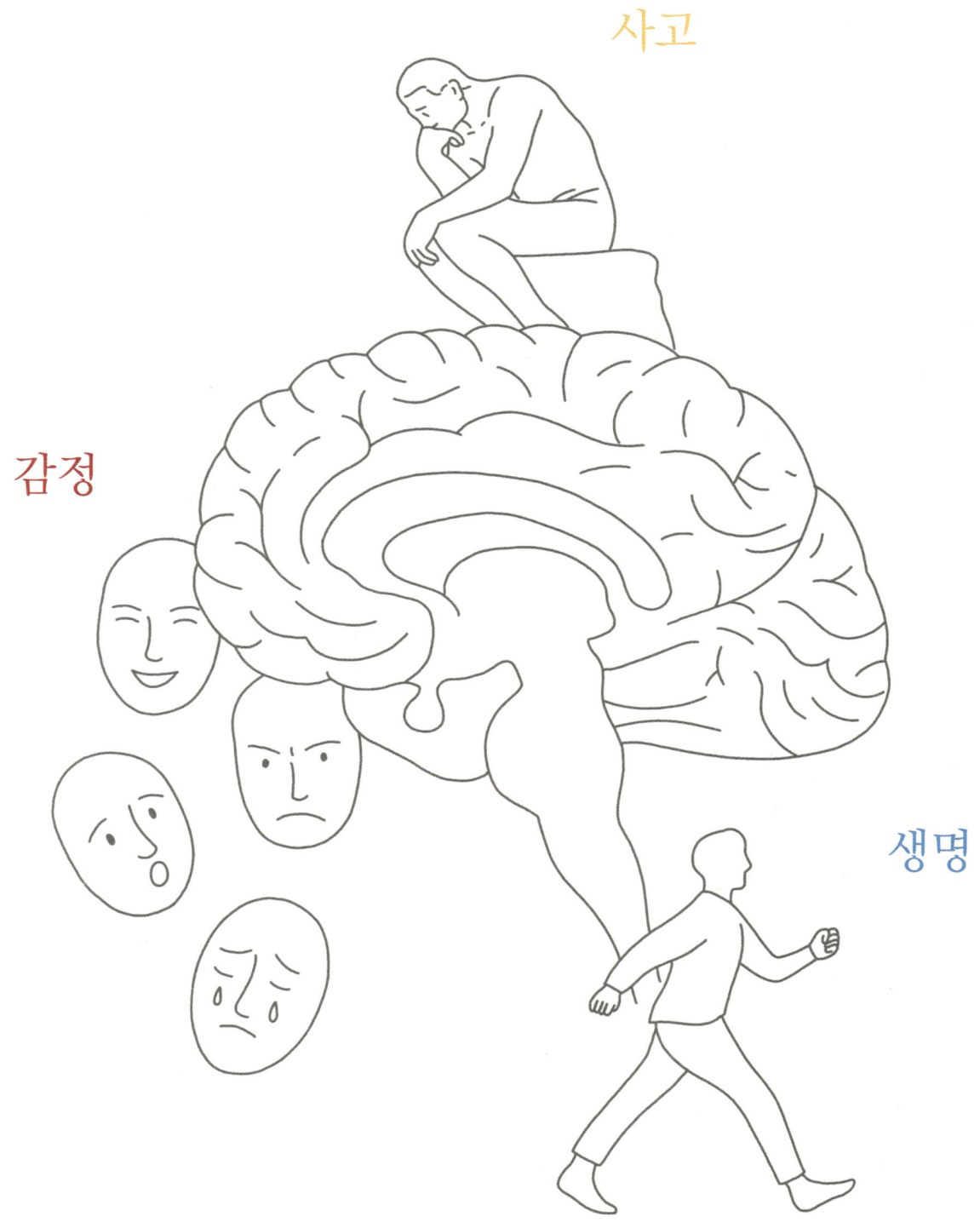

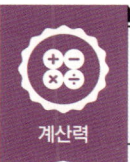

주사위 계산

주사위의 동그라미 개수를 숫자로 바꿔 식을 만들어 계산해 보세요.
주사위 두 개는 두 자리 숫자, 세 개는 세 자리 숫자가 됩니다.

예시) 42 - 15 = 27

1. 15 + 23 = (   )
2. 64 - 25 = (   )
3. 41 + 23 - 36 = (   )
4. 64 - 34 + 13 = (   )
5. 134 × 6 = (   )
6. 325 ÷ 13 = (   )

매일의 단어 문제 | 다음의 초성으로 만들 수 있는 단어를 20개 이상 적어 보세요.

[ㅁㅇ] 마을,

금요일

일주일 정리

이번 한 주 내가 한 일들을 떠올려 보세요. 기억력 향상에 많은 도움이 됩니다.

월 :
화 :
수 :
목 :
금 :

이번 주 만난 사람 :

나의 긍정 점수

지난 한 주 만난 사람, 주위 사람들을 떠올리고 한 사람씩 평가해 보세요.
그 평가가 바로 당신의 긍정 정도를 말해 줍니다.

대상 |
점수 |
(100점 만점)

도형 이름 읽기

전두엽 기능

도형의 모양과 안에 쓰인 도형 이름이 일치하는 것을 모두 찾아 동그라미 표시하세요.
윗줄에서부터 순서대로 가능한 한 빠르게 찾아봅시다.

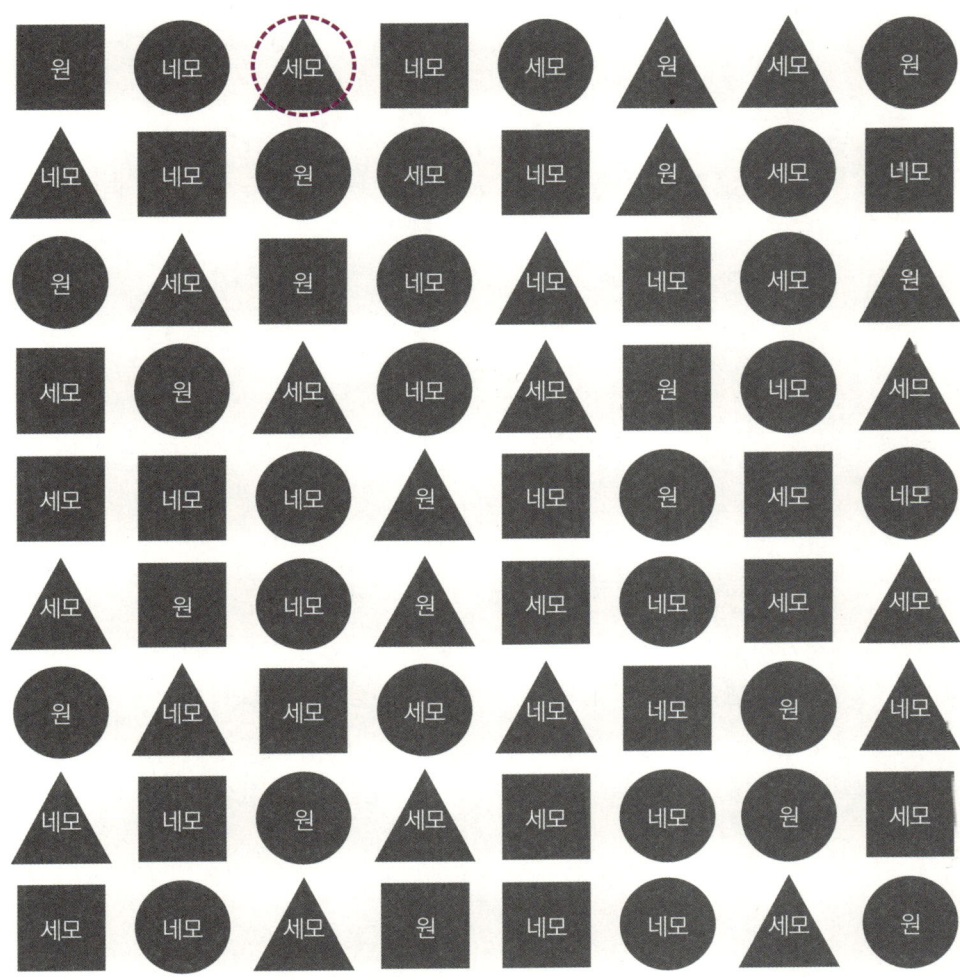

매일의 단어 문제	다음 제시된 초성을 보고 주방용품 이름을 맞혀 보세요.

〈예시〉ㄱ ㅈ → 국자

1. ㅍ ㄹ 이 ㅍ
2. ㅈ 가 ㄹ
3. ㅊ ㅋ
4. ㅈ 울
5. ㅇ ㅍ

6. ㄷ ㅁ
7. ㅍ ㅋ
8. ㄸ ㅂ ㄱ
9. ㅎ 주
10. ㄷ ㅈ 개

2주 **[정답]**

02-1 [주의집중력 _ 글자 찾기]

돌담에 속삭이는 햇발같이 = 2개
풀 아래 웃음짓는 샘물같이 = 3개
내 마음 고요히 고운 봄길 위에 = 1개
오늘 하루 하늘을 우러르고 싶다. = 6개

새악시 볼에 떠오는 부끄럼같이 = 2개
시의 가슴 살포시 젖는 물결같이 = 3개
보드레한 에메랄드 얇게 흐르는 = 5개
실비단 하늘을 바라보고 싶다. = 4개

※ '랄' 글자에는 'ㄹ'이 2개 있습니다

ㄹ 의 총 개수 = (26)개

[매일의 단어 문제]

마다, 마당, 마대, 마디, 막달, 막대, 만담, 만두, 말단, 망대, 망동, 매달, 매대, 매도, 매듭, 맹독, 메달, 면담, 면도, 명단, 명당, 명도, 명동, 모델, 모독, 모두, 모음, 목단, 목돈, 목동, 몰두, 몽돌, 묘단, 묘당, 무단, 무당, 무대, 무덤, 무도, 무독, 무동, 무등, 문답, 문득, 물독, 물동, 미달, 미담, 미대, 미덕, 미동, 민담, 밀담, 밀대, 밀도, 밑단, 밑돈, 밑동 등 기타 다른 단어도 있습니다.

02-2-1 [기억력 _ 문학 작품 외우기]

돌담에 속삭이는 햇발
시 / 김영랑

(돌담)에 속삭이는 (햇발)같이
(풀) 아래 웃음짓는 (샘물)같이
내 가슴 고요히 고운 (봄길) 위에
오늘 하루 (하늘)을 우러르고 싶다.

(새악시) 볼에 떠오는 (부끄럼)같이
시의 (가슴) 살포시 젖는 (물결)같이
보드레한 (에메랄드) 얇게 흐르는
(실비단) 하늘을 바라보고 싶다.

[매일의 단어 문제]

1. 숟가락
2. 냄비
3. 주걱
4. 쟁반
5. 압력밥솥
6. 주전자
7. 고무장갑
8. 수세미
9. 거품기
10. 칼, 컵

02-2-2 [기억력 _ 이야기 만들기] (예시 답안)

1. 돌담, 햇발, 풀
   - 돌담 길에 수선화가 햇발을 받고 풀 포기들 사이에 예쁘게 어우러져 피어 있구나. (65세 모종훈님)

2. 샘물, 봄길, 하늘
   - 하늘 아래 맑은 샘물을 보니 봄길을 걷고 싶구나. (71세 권정선님)

3. 새악시, 부끄럼, 하늘
   - 아지랑이 춤추는 따스한 봄 하늘 밑에 곱게 곱게 단장한 새악시 조금도 부끄럼 타지 않고 생긋 생긋 웃고만 있네 아 예뻐 죽겠네. (82세 이기호님)

4. 물결, 에메랄드, 실비단
   - 에메랄드빛 물결이 실비단처럼 태양 아래 반짝인다. (72세 전영숙님)

02-2-3 [뇌의 구조-2 문제]

1. 가장자리뇌, 대뇌피질
2. 뇌줄기, 가장자리뇌, 대뇌피질
3. 1) 이성적 사고, 2) 감정, 3) 생명
4. 정답 : 3번
5. 식물인간

02-3 [시공간 능력 _ 도형 회전]

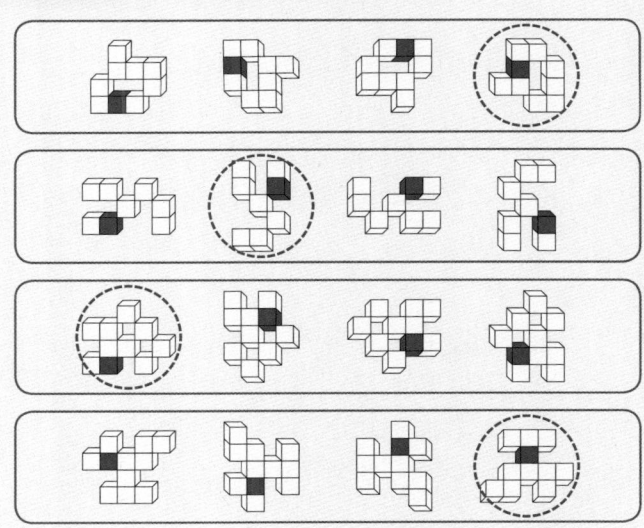

[매일의 단어 문제]

경과, 경외, 경요, 경이, 경자, 경정, 경종, 경형, 경호, 과경, 과외, 과자, 과정, 과종, 과형, 담외, 담요, 담자, 손자, 외경, 외과, 외손, 외자, 외정, 외종, 외형, 외호, 요과, 요담, 요정, 이경, 이과, 이자, 이종, 이형, 자손, 자정, 정경, 정과, 정담, 정외, 정자, 정종, 정형, 종손, 종자, 종이, 종형, 호경, 호담, 호외, 호이, 호자, 호정, 호종, 호형 등 기타 다른 단어도 있습니다.

2주 [정답]

02-3-1 [뇌의 구조-2 / 컬러링]

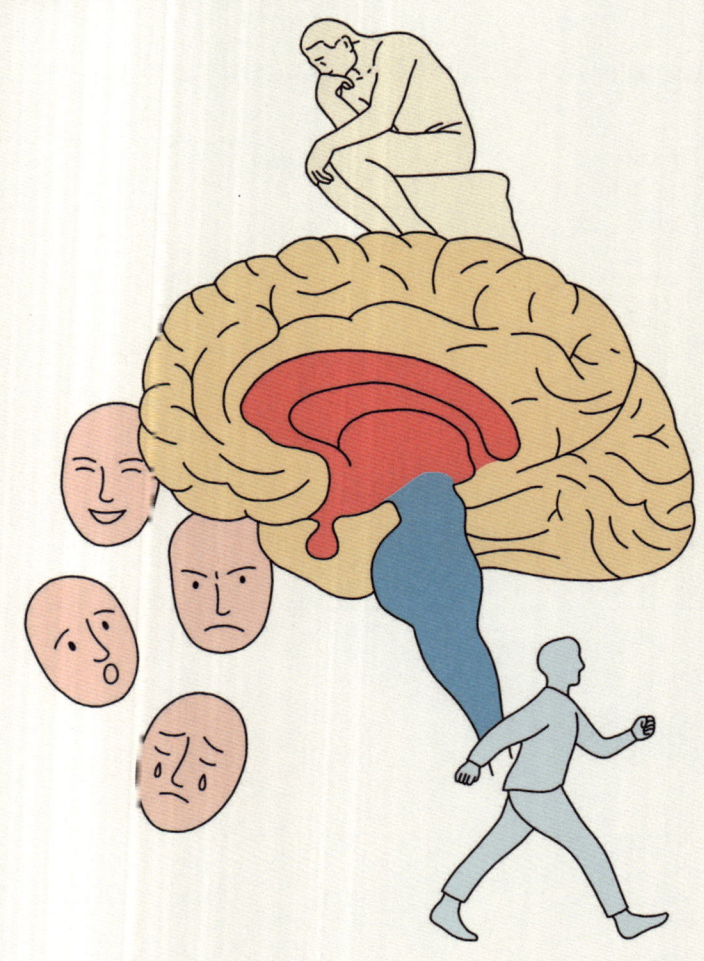

02-4 [계산력 _ 주사위 계산]

1. 15 + 23 = 38
2. 64 − 25 = 39
3. 31 + 42 − 56 = 17
4. 64 − 25 + 13 = 52
5. 134 × 6 = 804
6. 325 ÷ 13 = 25

[매일의 단어 문제]

마야, 마약, 마왕, 마을, 마음, 마임, 막일, 만약, 만연, 만왕, 만용, 만원, 만월, 만인, 만일, 맏이, 말일, 망언, 맞이, 매연, 매우, 매움, 매일, 매입, 맥아, 맹인, 먹이, 멍에, 멍울, 면역, 명암, 명약, 명언, 명예, 명의, 명인, 모양, 모욕, 모유, 모음, 모의, 모이, 모임, 목욕, 목이, 몰이, 몰입, 묘안, 묘연, 무안, 무언, 무엇, 무역, 무예, 무욕, 무용, 무원, 무위, 무익, 무인, 묵언, 묵인, 묶음, 문안, 문양, 문어, 문예, 문우, 문의, 문인, 물약, 물엿, 물음, 물의, 미아, 미안, 미역, 미연, 미열, 미온, 미완, 미움, 미음, 미인, 민어, 민영, 민요, 민원, 민의, 믿음, 밀양, 밑위 등 기타 다른 단어도 있습니다.

02-5 [전두엽 기능 _ 도형 이름 읽기]

원	네모	세모	네모	세모	원	세모	원
네모	네모	원	세모	네모	원	세모	네모
원	세모	원	네모	세모	네모	세모	원
세모	원	세모	네모	세모	원	네모	세모
세모	네모	네모	원	네모	원	세모	네모
세모	원	네모	원	세모	네모	세모	세모
원	네모	세모	네모	네모	네모	원	네모
네모	네모	원	세모	세모	네모	원	세모
세모	네모	세모	원	네모	네모	세모	원

[매일의 단어 문제]

1. 프라이팬
2. 젓가락
3. 채칼
4. 저울
5. 양푼
6. 도마
7. 포크
8. 뚝배기
9. 행주
10. 뒤집개

월요일

일주일 계획

이번 일주일을 생각하며 해야 할 일들을 정리해 보세요.

꼭 해야 할 일들 :

월 :

화 :

수 :

목 :

금 :

중요한 약속 / 만날 사람 :

재미난 계획 :

같은 문자 찾기

아래 표의 가로와 세로 중에서 보기와 같은 글자 순서대로 되어 있는 것을 모두 찾아 동그라미 표시해 보세요. 대각선 방향은 제외하며, 정답은 예시 포함하여 총 20개입니다.

보기 = F E E L

B	E	A	F	E	A	I	F	E	A	F	W	E	L
E	L	T	E	E	L	F	E	E	L	E	B	E	A
E	F	E	E	L	T	L	F	F	E	E	L	E	E
L	E	T	L	E	F	E	E	L	B	L	F	T	R
F	E	E	L	W	B	L	E	T	E	E	F	F	L
F	A	F	E	E	L	E	L	E	A	F	E	E	L
F	R	F	E	E	L	E	F	A	E	L	L	E	F
E	E	L	F	F	L	T	E	L	F	E	E	L	E
E	F	E	E	I	F	E	E	L	E	T	B	L	E
L	H	H	E	F	F	E	L	E	A	F	E	E	L
T	L	E	L	H	T	L	F	E	E	L	T	E	L

매일의 단어문제 | 다음의 초성으로 만들 수 있는 단어를 20개 이상 적어 보세요.

[ㅁㄹ] 미로,

화요일

가장자리뇌, 구조와 기능

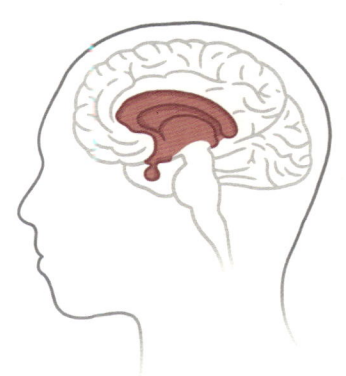

붉은색으로 색칠된 곳이 '**가장자리뇌**'입니다.
'가장자리뇌'를 '**변연계(邊緣系_limbic system)**'라고도 부릅니다. 앞서 언급한 3층 뇌구조에서 1층 뇌줄기와 3층 대뇌피질 사이에 샌드위치처럼 끼어있는 구조물입니다. 대뇌피질의 가장자리에 있으면서 대뇌피질과 뇌줄기의 경계 부위에 있다고 하여 나온 용어입니다.

가장자리뇌는 크게 감정과 기억을 담당합니다. 먼저 기억 회로는 ❶해마 → ❷유두체 → ❸시상 → ❹띠이랑을 거쳐 다시 ❶해마로 돌아옵니다. 새로운 정보가 들어오면, 이 회로가 활성화되면서 정보가 저장될 뿐만 아니라 뇌의 다른 부위와 활발한 정보교류를 하게 됩니다. 예를 들어 처음 접하는 사람의 얼굴, 이름, 만났던 장소, 전화번호, 나누었던 대화 내용 등 새롭게 무언가를 **기억**하는데 꼭 필요한 부분입니다. 해마가 위축되거나 기억회로에 문제가 생기면 새로운 것을 기억하기 어렵고 기억해도 바로 잊어버리는 등 기억장애가 생깁니다.

❶ 해마 (海馬, hippocampus)
❷ 유두체 (乳頭體, mammillary body)
❸ 시상 (乳頭體, thalamus)
❹ 띠이랑(cingulate gyrus)
❺ 편도체 (扁桃體, amygdala)

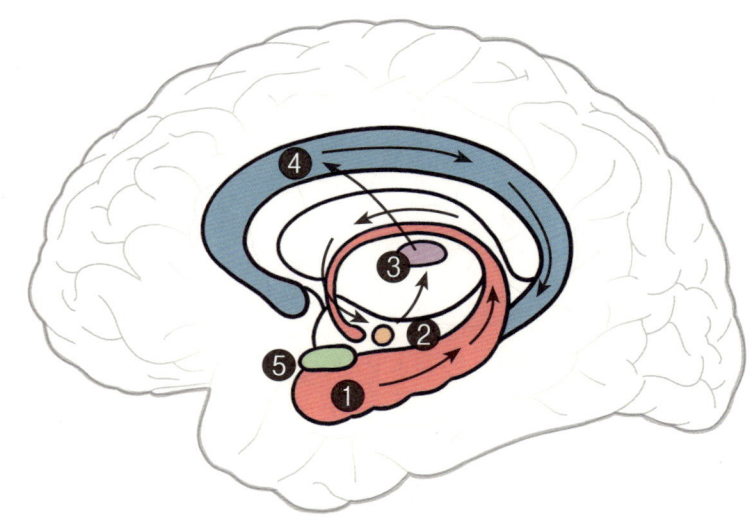

가장자리뇌의 또 하나의 중요한 기능은 감정센터로서의 기능입니다. 특히 편도체가 중요합니다. 감정센터는 우리가 무엇을 보았을 때 그것이 기쁨인지 두려움인지를 결정하여 그것에 접근할 것인가 도망칠 것 인가를 본능적으로 판단해 줍니다. 예를 들어 아기 얼굴을 보거나 맛있는 음식을 보면 기쁨이 생기면서 다가가고 싶습니다. 반대로, 똥을 보거나 뱀을 보면 반사적으로 피하고 싶습니다. 이런 감정센터는 우리에게 도움이 되는 것에 다가가서 이득을 얻게 하고, 우리를 해치는 위험으로부터 도망가게 해주기 때문에 우리의 생존에 큰 기여를 합니다. 감정센터의 결정은 매우 빠릅니다. 앞서 맞선의 예로 돌아가서 상대방을 보는 순간, "이 사람이다 아니다"를 결정합니다. 위의 그림에서 보는 것처럼, 편도체와 해마는 딱 붙어 있어서 감정과 관련이 있는 기억은 오래 남습니다. 예를 들어 혼난 기억, 신났던 기억은 오래갑니다.

기억력

전화번호 기억하기

핸드폰이 없던 시절에는 친지들의 전화번호를 많이 외우고 다녔지요? 평소에 기억하고 있으면 좋을 가족과 친구들의 연락처를 적은 다음에 핸드폰의 숫자 버튼을 반복해서 눌러가면서 전화번호를 외워보세요. 뒷장을 넘겨 외운 전화번호를 최대한 많이 적어봅시다.

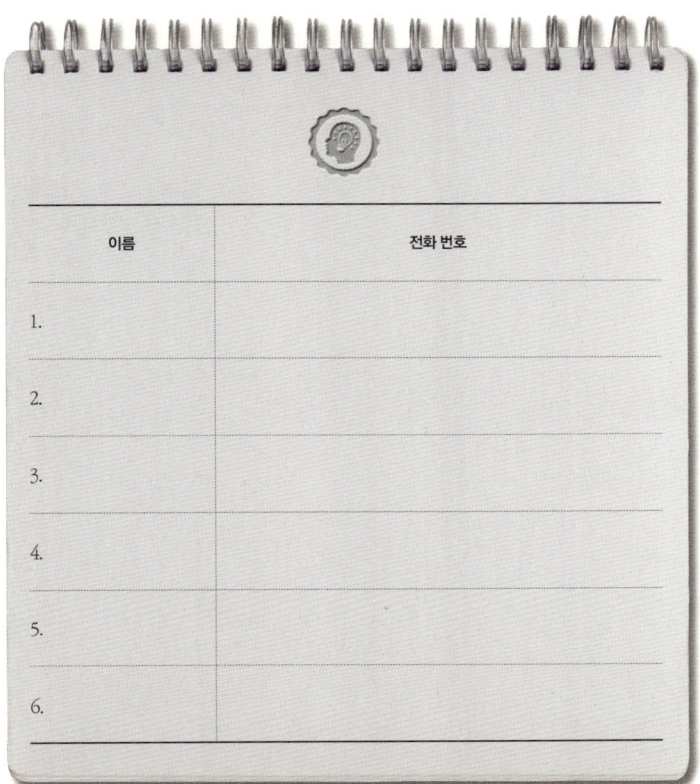

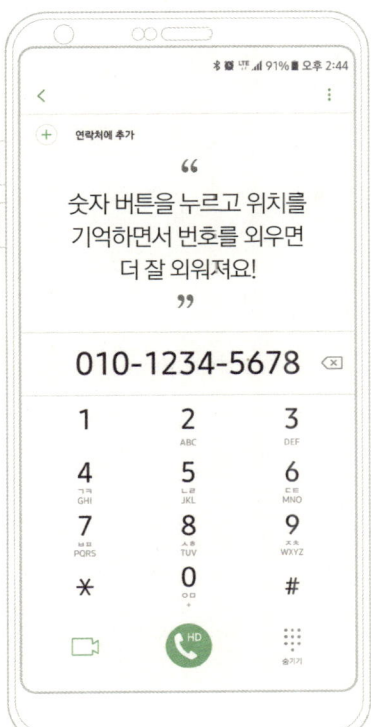

우리나라의 지역번호 17개를 외워 보세요.
다음 장을 넘겨 각 지역에 맞는
지역번호를 적어 봅시다.

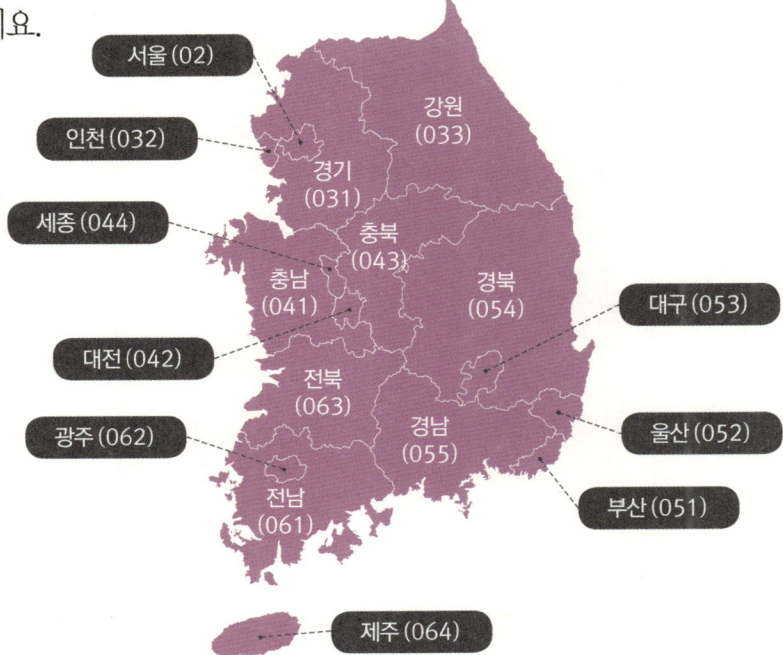

전화번호 기억하기

기억력

앞에서 외운 친지들의 전화번호를 보지 말고 최대한 많이 적어 보세요.

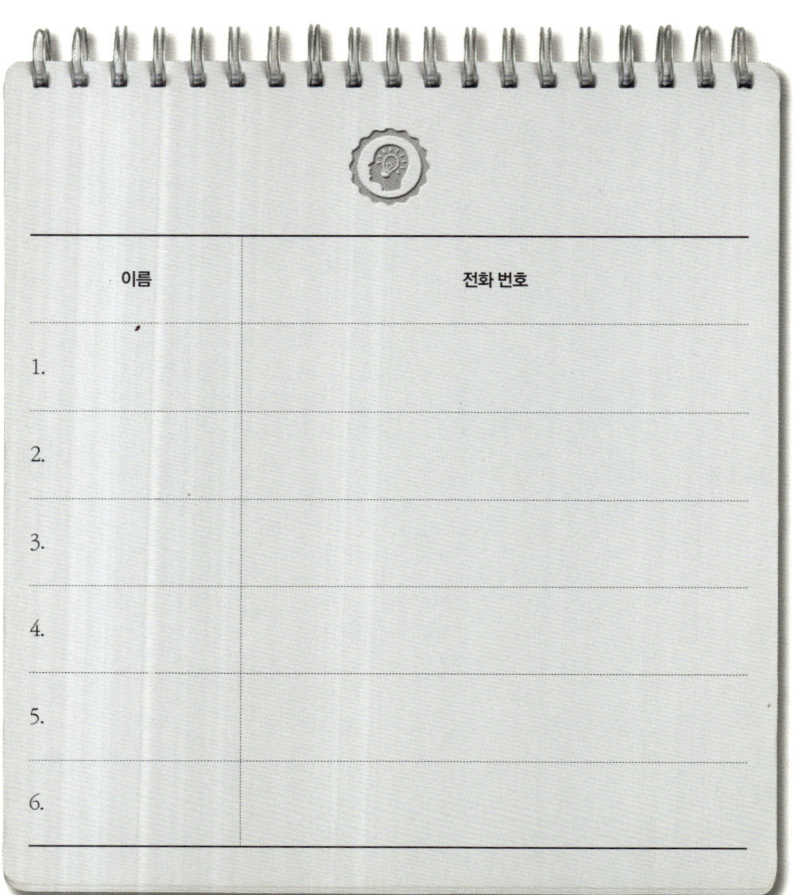
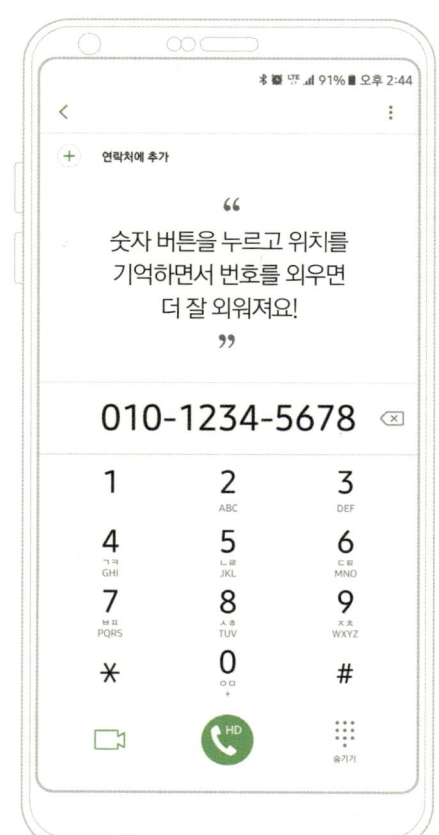

아무리 생각해도 떠오르지 않는 전화번호가 무엇이었는지 앞장을 넘겨서 확인해볼까요?
이제부터는 단축키를 누르지 말고 직접 번호를 눌러 통화를 해보세요.

매일의 단어 문제 | 다음 제시된 초성을 보고 양념 이름을 맞혀 보세요.

〈예시〉 ㄱ자 → 겨자

1. ㄱ장
2. ㄷㅈ
3. ㅅㅊ
4. ㅆㅈ
5. ㄱㅊ장
6. ㅊㄱㅈ
7. ㅊㄱㄹ
8. ㄱㅊㄴ이
9. ㄷㄱㄹ
10. ㅇㄹㅂㅇ일

전화번호 기억하기

앞에서 외운 우리나라 지역 번호를 떠올리면서 빈칸에 들어갈 번호를 적어 보세요.

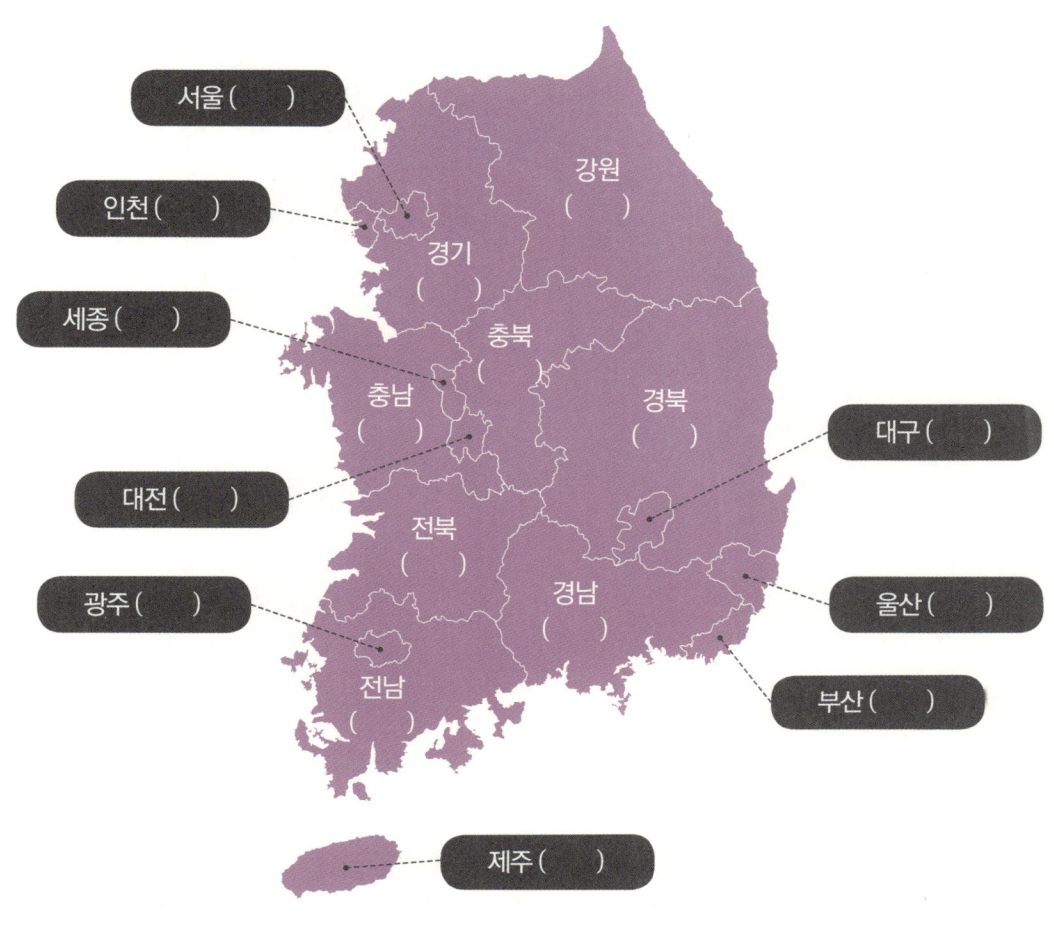

지역 번호로 계산 문제를 풀어 봅시다. 지역 번호의 맨 앞자리 숫자 0은 생략하고 식을 만들어 계산해 보세요.

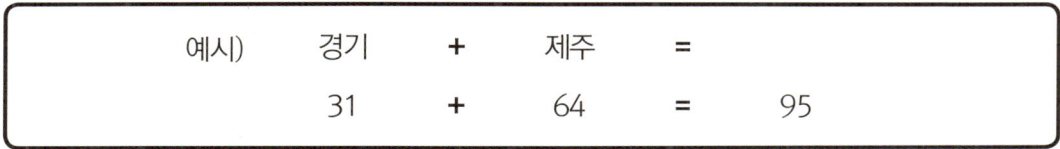

1. 서울 + 대구 + 부산 =

2. 세종 + 대전 + 제주 =

3. 강원 + 인천 + 전남 =

4. 충북 + 경북 + 울산 =

5. 충남 + 부산 + 경기 =

6. 전북 - 경남 + 제주 =

7. 경기 + 인천 - 광주 =

8. 세종 - 서울 + 충북 =

9. 대전 + 전남 - 울산 =

10. 부산 - 대전 + 충남 =

가장자리뇌, 구조와 기능 / 문제

수요일

1. 가장자리뇌를 이루는 각 부분의 명칭을 초성으로만 표시했습니다. 이름을 맞혀보세요.

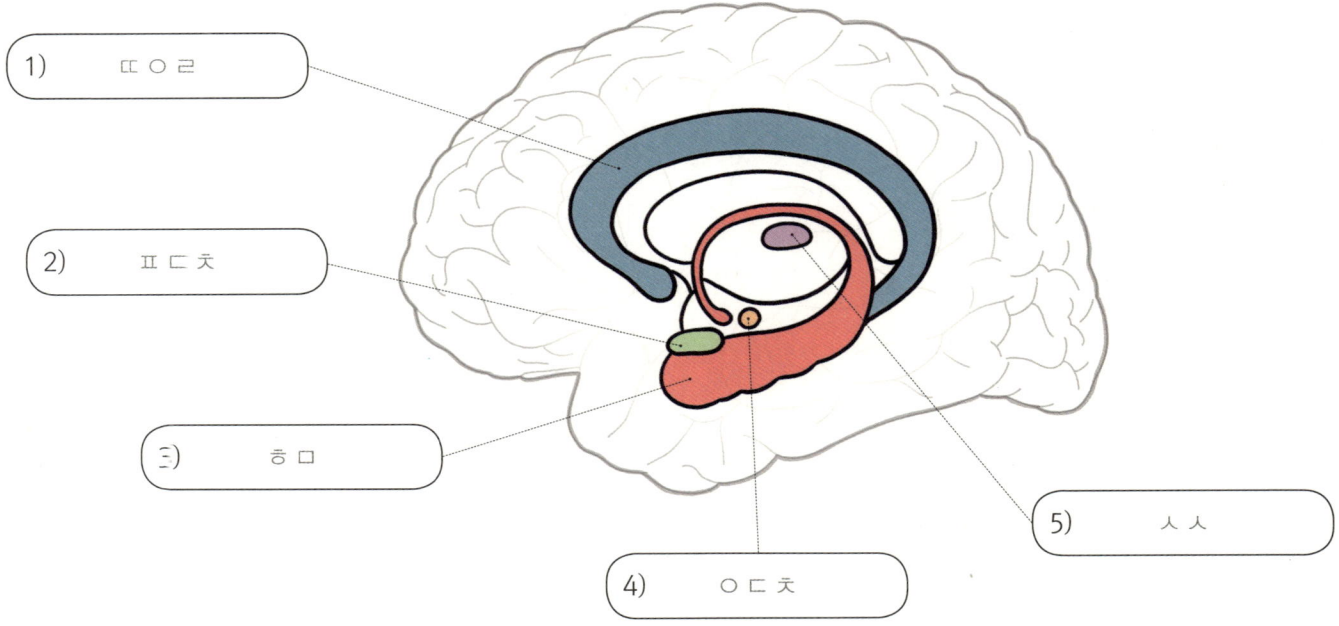

1) ㄸㅇㄹ
2) ㅍㄷㅊ
3) ㅎㅁ
4) ㅇㄷㅊ
5) ㅅㅅ

2. 가장자리뇌를 다른 말로 무엇이라고 할까요? 한글과 영어로 각각 써보세요.

_____ㅂㅇㄱ_____ _____ system

3. 우리의 뇌에 새로운 정보가 들어오면, 기억회로가 활성화되면서 정보가 저장될 뿐만 아니라 뇌의 다른 부위와 활발한 정보교류를 하게 됩니다. 기억회로의 순서가 올바른 것을 고르세요.
   1) 유두체 → 해마 → 시상 → 띠이랑 → 시상
   2) 해마 → 시상 → 유두체 → 띠이랑 → 해마
   3) 해마 → 유두체 → 시상 → 띠이랑 → 해마
   4) 유두체 → 해마 → 사상 → 해마 → 띠이랑

4. 가장자리뇌의 중요한 기능은 기억과 감정입니다. 이중 감정에서 가장 중요한 역할을 하는 것은?
   1) 유두체   2) 해마   3) 시상   4) 편도체

5. 가장자리뇌에서 기억에 중요한 역할을 담당하는 기관은 어디일까요?
   1) 유두체   2) 소뇌   3) 해마   4) 편도체

위에서 본 모양

시공간 능력

왼쪽에 블록들이 쌓여 있습니다. 블록들을 위에서 내려다 봤을 때 어떻게 보일지 생각해 보고, 오른쪽 빈칸에 모양과 색깔에 맞게 색칠해 보세요.

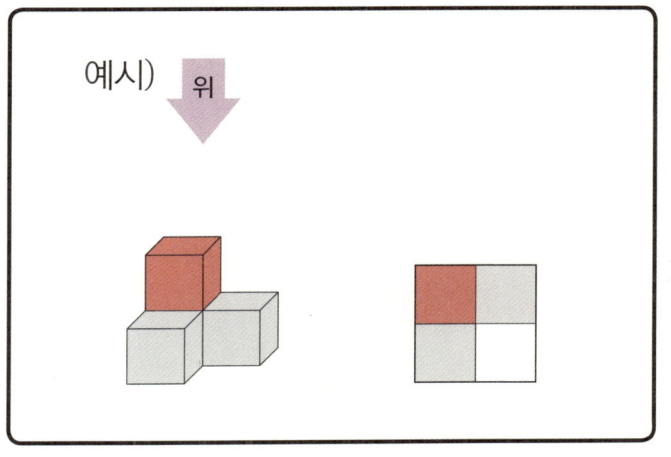

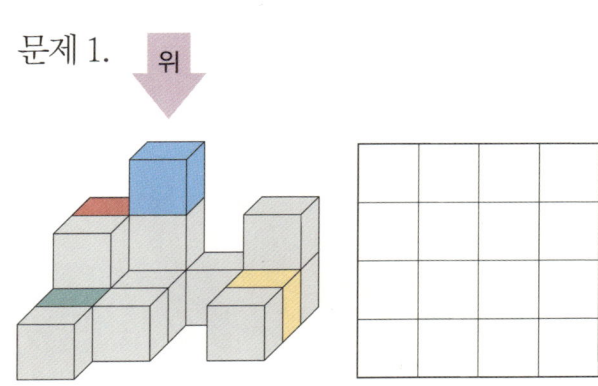

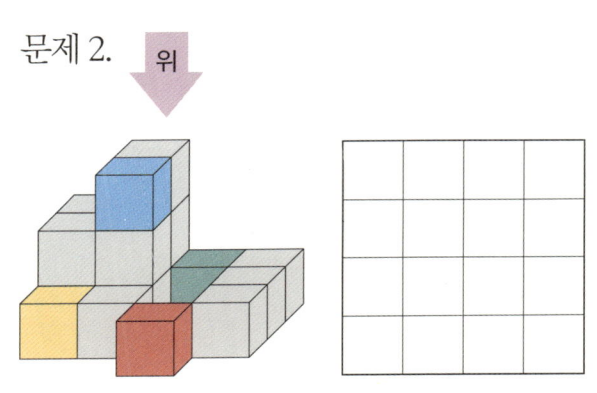

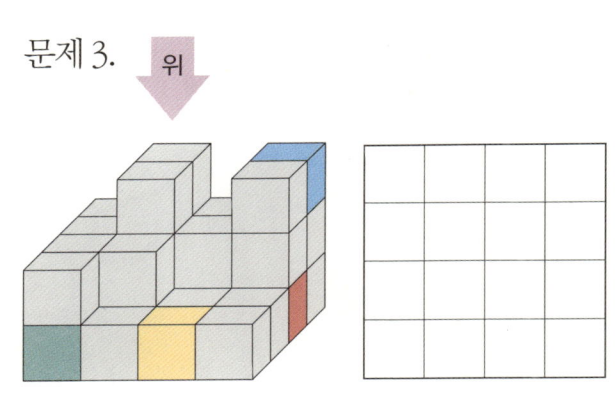

매일의 단어 문제 | 두 글자씩 짝을 지어 단어를 만들어 보세요. (글자는 중복해서 사용해도 됩니다)

이			공
	약	정	
방		하	구
	우	행	
치	사		병

이사

가장자리뇌, 구조와 기능 / 컬러링

목요일

03-3-1

다음은 가장자리뇌의 모양입니다. 선을 따라 진하게 그려보고 지정한 색을 색칠해보세요.

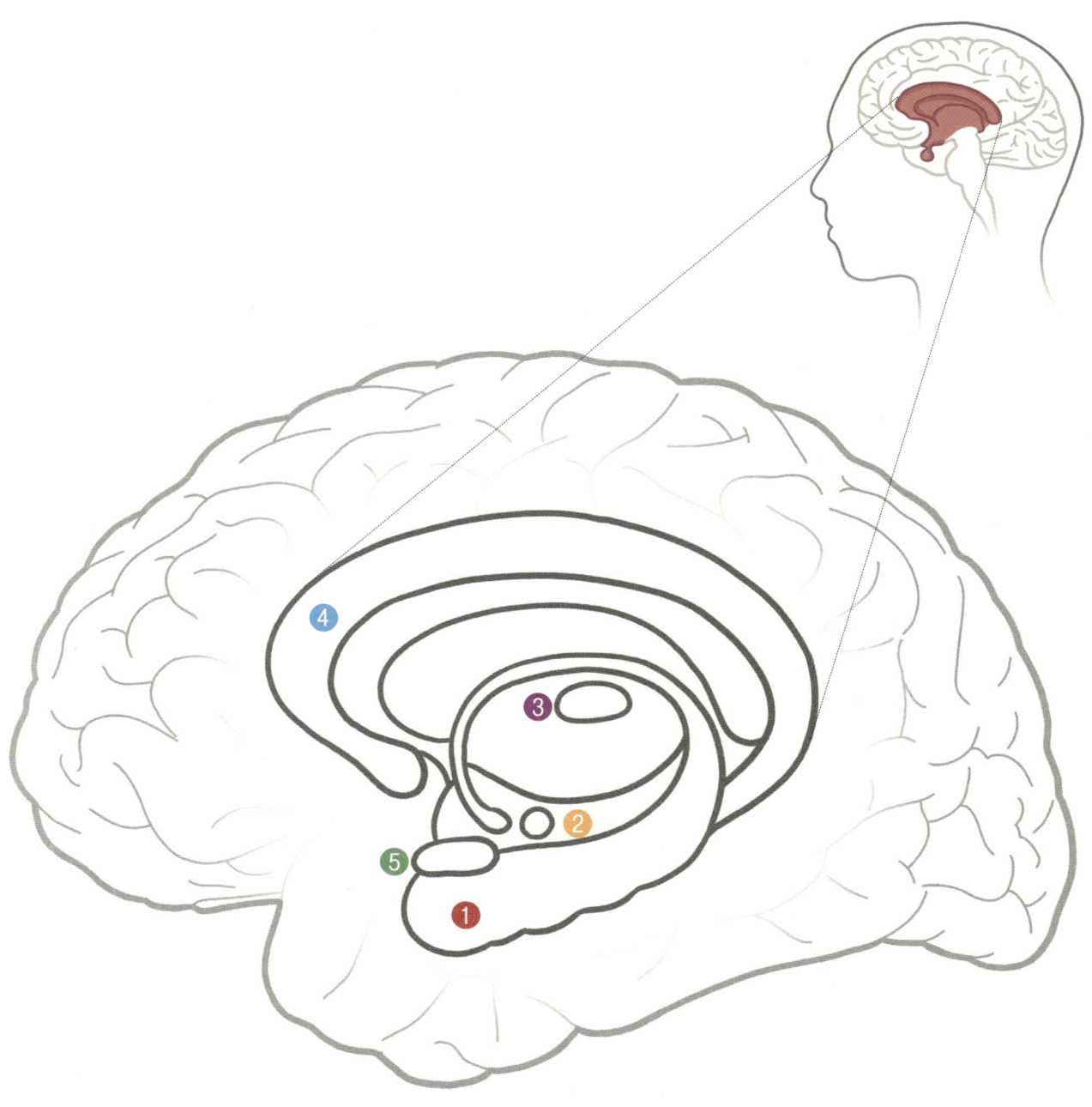

❶ 해마 (海馬, hippocampus) – 빨간색

❷ 유두체 (乳頭體, mammillary body) – 노란색

❸ 시상 (視床, thalamus) – 보라색

❹ 띠이랑 (cingulate gyrus) – 파란색

❺ 편도체 (扁桃體, amygdala) – 녹색

암호 계산

아래 표와 같이 글자와 모양마다 정해진 숫자가 있습니다. 정해진 숫자를 대입하여 계산해 보세요.
두 개의 글자 및 모양이 연달아 붙어 있으면 두 자리 숫자, 세 개가 연달아 붙어 있으면 세 자리 숫자가 됩니다.

A	♡	D	♣	E	■	G	◇	M
1	2	3	4	5	6	7	8	9

예시) M◇ + ♣A =   ♡E■ - GM =
      98 + 41 = 139   256 - 79 = 177

1. ■■ - ♣E + ♡A =

2. AA + ◇♣ + ♡D - EE =

3. GD - ♡♡ + DD + ♣A =

4. ◇M - ■D + G♡ - ED =

5. GD + AM - ♣D + ■G =

6. ◇◇ - ♡M + EG - DA =

7. AM♡ - G◇ + DE =

8. D♡ + ♣♣ + G♡ - AAM =

9. ◇A - ♡M + EE + ◇♣A =

10. AGE - EM + ♣♡ - A♡ =

11. ■G + ◇◇ - D♡ + AMM =

12. DD - AA + EE + GMM =

매일의 단어 문제 | 다음의 초성으로 만들 수 있는 단어를 20개 이상 적어 보세요.

[ㅁ ㅈ] 명절,

금요일

일주일 정리

이번 한 주 내가 한 일들을 떠올려 보세요. 기억력 향상에 많은 도움이 됩니다.

월 :

화 :

수 :

목 :

금 :

이번 주 만난 사람 :

나의 긍정 점수

지난 한 주 만난 사람, 주위 사람들을 떠올리고 한 사람씩 평가해 보세요.
그 평가가 바로 당신의 긍정 정도를 말해 줍니다.

대상 |

점수 |
(100점 만점)

도형 추론

도형을 잘 보고 일정한 규칙을 발견하여 빈 칸에 들어갈 알맞은 것을 아래 보기에서 골라 보세요.

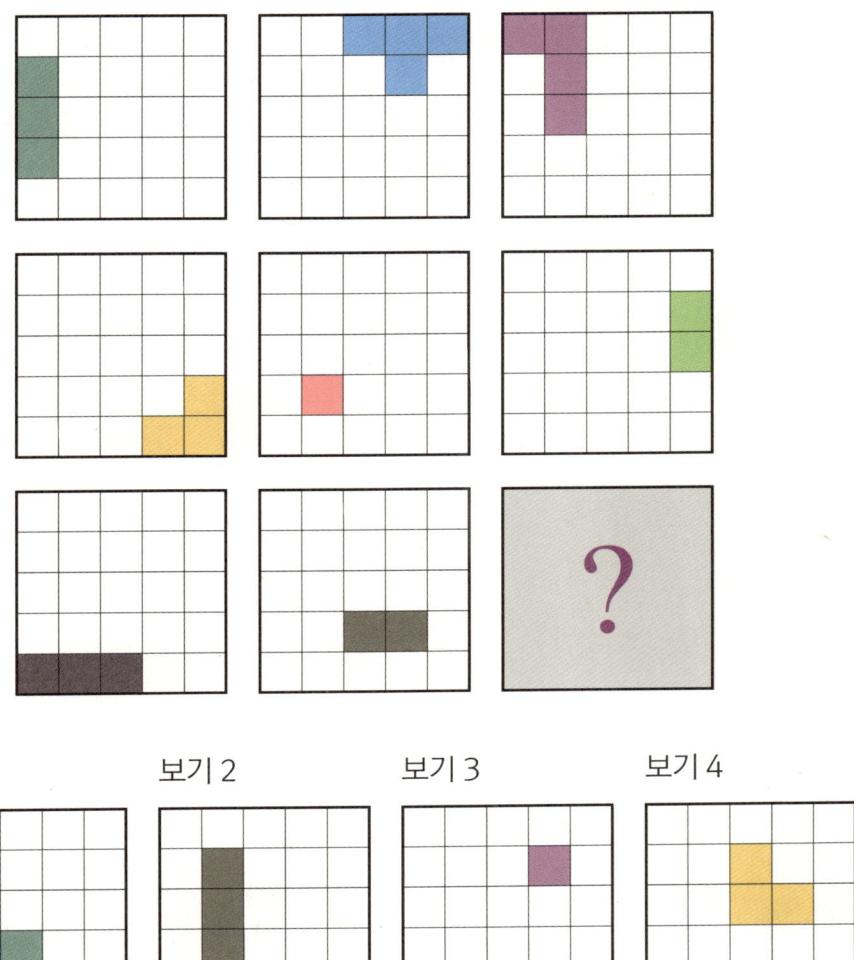

| **매일의 단어 문제** | 다음 제시된 초성을 보고 양념 이름을 맞혀 보세요. |

〈예시〉 ㄱㅈ → 겨자

1. ㅁㅇㄴㅈ
2. ㅁㅇ
3. ㅎㅊ
4. ㅊㅈ
5. 두ㅂㅈ

6. 타ㄹㅌㄹ 소스
7. 칠ㄹㅅㅅ
8. ㄲㄴㄹㅇ젓
9. ㅂ사ㅁㅅㅅ
10. ㅋㅊ

3주   [정답]

03-1 [주의집중력 _ 같은 글자 찾기]

B	E	A	F	E	A	I	F	E	A	F	W	E	L
E	L	T	E	E	L	F	E	E	L	E	B	E	A
E	F	E	E	L	T	L	F	E	E	L	E	E	E
L	E	T	L	E	F	E	E	L	B	L	F	T	R
F	E	E	L	W	B	L	E	T	E	E	F	F	L
F	A	F	E	E	L	E	A	F	E	E	L	E	L
F	R	F	E	E	L	E	F	A	E	L	L	E	F
E	E	L	F	L	T	E	L	F	E	E	L	E	E
E	F	E	E	I	F	E	E	L	E	T	B	L	E
L	H	H	E	F	F	E	L	E	A	F	E	E	L
T	L	E	L	H	T	L	F	E	E	L	T	E	L

[매일의 단어 문제]

마력, 마련, 마루, 마름, 마리, 막론, 만래, 만료, 만류, 말랑, 말로, 망령, 망론, 망루, 매력, 매료, 매립, 맥락, 맥리, 맹랑, 맹렬, 머루, 머리, 멀리, 멜로, 멜론, 멸렬, 명란, 명랑, 명령, 명리, 모란, 모래, 모략, 모레, 모로, 목련, 목례, 목록, 몰락, 몰래, 묘략, 묘령, 무뢰, 무료, 무려, 무력, 무렵, 무례, 무릇, 무릎, 무리, 문란, 문리, 물레, 물량, 물론, 물리, 미라, 미래, 미량, 미력, 미련, 미륵, 미리, 민란, 민력, 밀랍, 밀림 등 기타 다른 단어도 있습니다.

03-2-1 [기억력 _ 전화번호 기억하기]
앞장에 적은 친지들의 전화번호를 보고 맞는지 확인해 보세요

03-2-2 [기억력 _ 전화번호 기억하기]

서울 (02)
인천 (032)
세종 (044)
대전 (042)
광주 (062)
경기 (031)
강원 (033)
충북 (043)
충남 (041)
경북 (054)
전북 (063)
경남 (055)
전남 (061)
대구 (053)
울산 (052)
부산 (051)
제주 (064)

[매일의 단어 문제]
1. 간장
2. 된장
3. 식초
4. 쌈장
5. 고추장
6. 청국장, 초간장
7. 참기름
8. 고추냉이
9. 들기름
10. 올리브 오일

1. 서울 + 대구 + 부산 = 2 + 53 + 51 = 106
2. 세종 + 대전 + 제주 = 44 + 42 + 64 = 150
3. 강원 + 인천 + 전남 = 33 + 32 + 61 = 126
4. 충북 + 경북 + 울산 = 43 + 54 + 52 = 149
5. 충남 + 부산 + 경기 = 41 + 51 + 31 = 123
6. 전북 - 경남 + 제주 = 63 - 55 + 64 = 72
7. 경기 + 인천 - 광주 = 31 + 32 - 62 = 1
8. 세종 - 서울 + 충북 = 44 - 2 + 43 = 85
9. 대전 + 전남 - 울산 = 42 + 61 - 52 = 51
10. 부산 - 대전 + 충남 = 51 - 42 + 41 = 50

03-2-3 [가장자리 뇌, 구조와 기능 문제]

1. 1) 띠이랑, 2) 편도체, 3) 해마, 4) 유두체, 5) 시상
2. 변연계 / limbic
3. 3번
4. 4번
5. 3번

03-3 [시공간 능력 _ 위에서 본 모양]

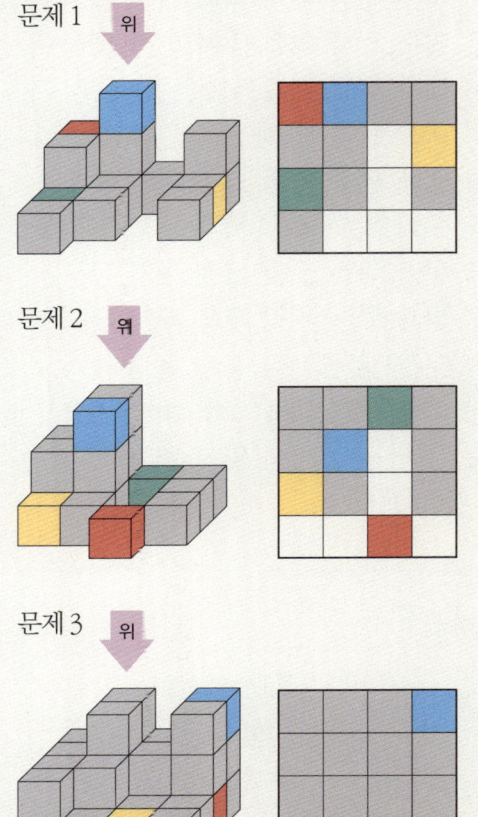

문제 1
문제 2
문제 3

[매일의 단어 문제]

공구, 공방, 공병, 공사, 공약, 공이, 공정, 공하, 공행, 구공, 구방, 구병, 구사, 구약, 구이, 구정, 구치, 구하, 구행, 방공, 방사, 방약, 방정, 방치, 방행, 병구, 병사, 병약, 병우, 병정, 병치, 병행, 사공, 사구, 사방, 사병, 사약, 사우, 사이, 사정, 사치, 사하, 사행, 약방, 약병, 약사, 약정, 약행, 우방, 우이, 우정, 우치, 우행, 이공, 이구, 이방, 이병, 이사, 이우, 이정, 이치, 이하, 이행, 정공, 정구, 정방, 정병, 정사, 정약, 정우, 정이, 정치, 정하, 정행, 치구, 치병, 치사, 치약, 치우, 치정, 치하, 치행, 하구, 하방, 하우, 하정, 하사, 하치, 하행, 행공, 행구, 행방, 행사, 행우, 행정 등 기타 다른 단어도 있습니다.

3주 [정답]

03-3-1 [가장자리뇌, 구조와 기능 / 컬러링]

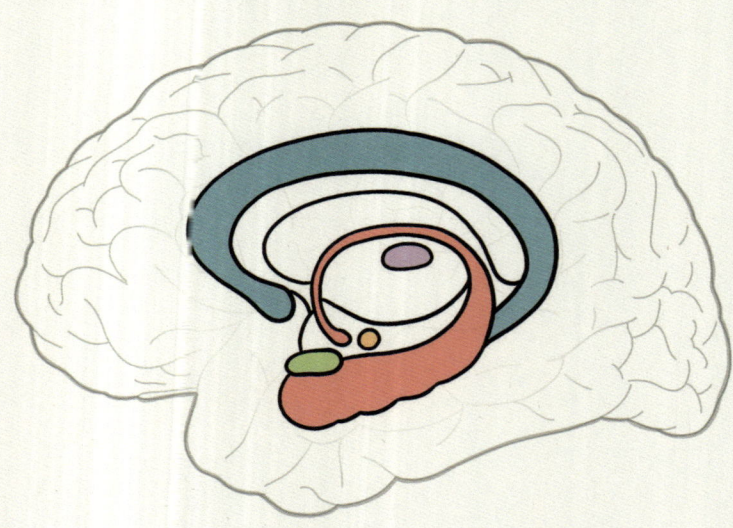

03-4 [계산력 _ 암호 계산]

1. 66 − 45 + 21 = 42
2. 11 + 84 + 23 − 55 = 63
3. 73 − 22 + 33 + 41 = 125
4. 89 − 63 + 72 − 53 = 45
5. 73 + 19 − 43 + 67 = 116
6. 88 − 29 + 57 − 31 = 85
7. 192 − 78 + 35 = 149
8. 32 + 44 + 72 − 119 = 29
9. 81 − 29 + 55 + 841 = 948
10. 175 − 59 + 42 − 12 = 146
11. 67 + 83 − 32 + 199 = 322
12. 33 − 11 + 55 + 799 = 876

[매일의 단어 문제]

마작, 마장, 마저, 마주, 마중, 막장, 막중, 만전, 만점, 만조, 만족, 만주, 말죽, 망자, 망정, 맞절, 매장, 맥적, 매점, 매제, 매정, 매주, 매직, 매질, 맥주, 맹점, 먼저, 먼지, 메주, 면적, 면전, 면접, 면제, 면죄, 면직, 멸종, 명작, 명장, 명절, 명제, 명주, 명줄, 명중, 모자, 모작, 모정, 모종, 모직, 모집, 목자, 목장, 목재, 목적, 목젖, 목제, 목조, 목줄, 몸종, 몸집, 몸짓, 몽정, 묘지, 무장, 무전, 무적, 무정, 무제, 무좀, 무죄, 무즙, 무지, 무직, 무진, 문자, 문장, 문전, 문중, 문집, 물자, 물정, 물증, 물질, 물집, 미장, 미적, 미정, 미제, 미주, 미지, 민정, 민족, 민주, 민중, 민증, 밀접, 밀정, 밀집, 밑줄 등 기타 다른 단어도 있습니다.

03-5 | 전두엽 기능 _ 도형 추론]

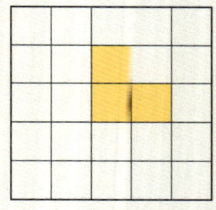

보기 4 : 각각 조각들을 가로(5칸) X 세로(5칸)의 표 안에 한 곳에 모으면 조각들이 겹치지 않고 빈칸 없이 딱 맞게 들어가게 됩니다. 따라서 위의 조각들을 제외한 나머지 공간에 들어갈 조각은 4번입니다.

[매일의 단어 문제]

1. 마요네즈
2. 물엿
3. 후추
4. 춘장, 초장
5. 두반장
6. 타르타르 소스
7. 칠리소스
8. 까나리액젓
9. 발사믹 소스
10. 케찹

월요일

일주일 계획

이번 일주일을 생각하며 해야 할 일들을 정리해 보세요.

꼭 해야 할 일들 :

월 :

화 :

수 :

목 :

금 :

중요한 약속 / 만날 사람 :

재미난 계획 :

머릿속 한글 세상

속담 안에 세로선과 가로선이 모두 몇 개 있는지 맞혀 보세요. 글자 위에 선을 그어가며 세어 보세요.

예시) **시간은 금이다** ➡ { 가로선 __12__ 개 / 세로선 __11__ 개 }

문제 1. **공든 탑이 무너지랴** ➡ { 가로선 ____ 개 / 세로선 ____ 개 }

문제 2. **내 코가 석자** ➡ { 가로선 ____ 개 / 세로선 ____ 개 }

문제 3. **아는 길도 물어가라** ➡ { 가로선 ____ 개 / 세르선 ____ 개 }

문제 4. **웃는 낯에 침 뱉으랴** ➡ { 가로선 ____ 개 / 세로선 ____ 개 }

문제 5. **계란으로 바위 치기** ➡ { 가로선 ____ 개 / 세로선 ____ 개 }

매일의 단어 문제 | 다음의 초성으로 만들 수 있는 단어를 20개 이상 적어 보세요.

[ㅁ ㅂ] 모범,

화요일

대뇌피질의 모양과 기능

대뇌피질은 주름이 많습니다. 좁은 두개골 안에 많은 신경세포를 담기 위해 그렇습니다. 기억, 언어, 계산, 길 찾아가기, 판단력 등 고위 인지 활동이 대뇌피질에서 이루어집니다.

대뇌 피질에는 많은 주름들이 있는데, 다른 곳보다 돌출된 부분을 **이랑**(gyrus)이라고 하고, 주름이 져서 안으로 들어간 부분을 **고랑**(sulcus)이라고 합니다.
뇌를 옆에서 보았을 때 대각선 방향으로 나있는 틈을 **가쪽고랑**(lateral sulcus)이라고 하고, 뇌에서 전두엽과 두정엽의 경계를 이루는 깊은 고랑을 **중심고랑**(central sulcus)이라고 합니다. 이를 중심으로 그림과 같이 **전두엽**(이마엽), **두정엽**(마루엽) **측두엽**(관자엽), **후두엽**(뒤통수엽)으로 나눕니다

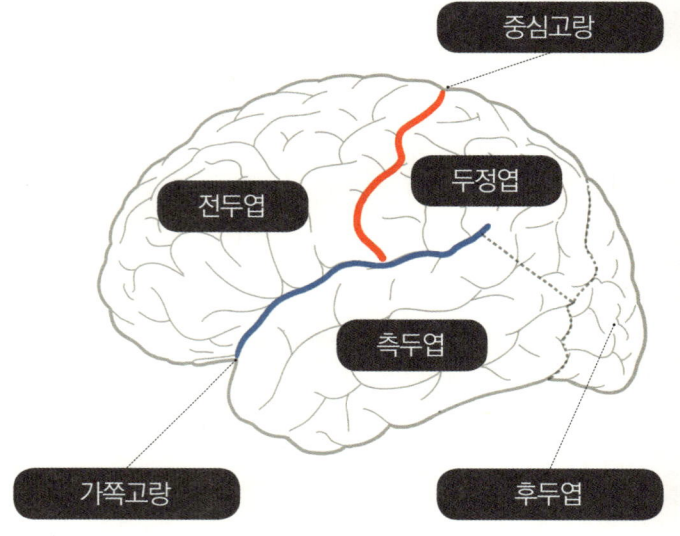

뒤쪽뇌는 정보를 받아들이고 저장하는 곳입니다. 즉, 후두엽을 통해 시각 정보, 측두엽을 통해 청각 정보, 두정엽을 통해 촉각 정보가 들어 오고 이 정보들이 처리되어 측두엽 안쪽에 있는 해마에 저장됩니다. 이에 비해 앞쪽뇌(전두엽)은 시시각각으로 들어오는 정보와 저장된 정보를 탐색하여 어떤 목적에 맞는 최종결정을 합니다. 예를 들어 오디오를 고르는 장면에서 모양, 색깔, 가격표 등은 후두엽을 통해, 음악을 틀어보았을 때 소리는 측두엽을 통해, 그리고 무게, 질감은 두정엽을 통해 들어 오는데, 결국 이 정보들과 과거 경험들을 종합하여 살 것이냐 말 것이냐를 전두엽이 결정하고 행동에 옮기게 됩니다.

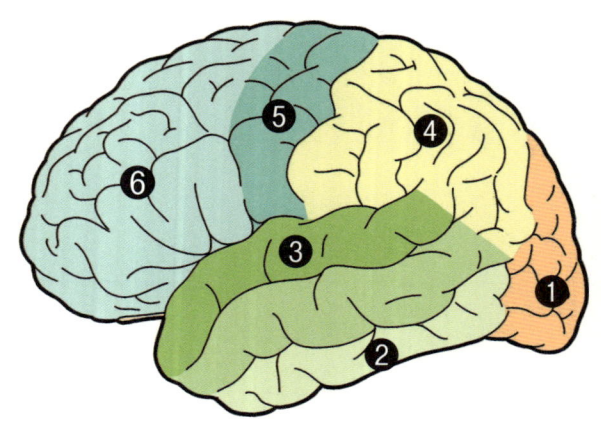

❶ **후두엽** : 시각 중추가 있음. 모양, 크기, 색깔 등을 알아봄

❷ **측두엽 아랫쪽** : 후두엽에서 정보를 받아 사물이나 사람 얼굴을 알아봄. 해마와 함께 기억을 담당함

❸ **측두엽 윗쪽** : 청각을 처리하는 구조물이 있으며, 왼쪽 손상이 되면 사람 말을 알아듣지 못함

❹ **두정엽** : 촉각, 압각, 통각을 느낌. 자기 몸에 대한 정보(눈을 감고 내 몸을 떠올릴 수 있음), 계산과 외부 물체의 위치 정보를 담당함

❺ **전두엽 뒤쪽 (운동피질)** : 전전두엽에서 몸을 움직이도록 명령을 내리는 영역

❻ **전두엽 앞쪽 (전전두엽)** : 어떤 일에 대한 자발적 동기 또는 열정, 계획을 세우고 실천하기, 충동 조절, 판단력 등 인간을 인간답게 만드는 기능을 지님

이야기 기억하기

보고 싶은 나의 친구는 누구인가요? 아래 글을 여러 번 읽으면서 보라색으로 표시한 단어를 기억해 보세요. 다음 장을 넘겨 빈칸에 들어갈 단어를 채워 넣어 봅시다.

고등학교 친구 황미희!!

이 친구는 울산에서 부산으로 유학을 온 친구입니다.
유복자로 태어나 엄마와 둘이서 살았으며, 작은 키에 웃는 눈, 재미있게 이야기하는 재주가 있어 어느 사이 친구들이 빙~ 둘러서 이야기를 듣게 만드는 능력을 가진 친구입니다.

고등학교 졸업 후 고향으로 돌아가 병설유치원 선생님으로 아이들과 재미있게 아마 재미있는 이야기를 들려주는 인기 있는 선생님이었을 겁니다. 제 이름을 부를 때 그 특유의 사투리와 목소리가 새삼 이 글을 쓰다 보니 귀에 쟁쟁하게 들리는 것 같습니다. 방학이 되면 엄마와 둘이 여행을 떠납니다. 지금 생각하면 요즘 TV에 나오는 집시맨처럼 그렇게 여행을 한 것 같습니다.

맞선을 보면 직업이 경찰관인 사람이 많이 나와 친구는 결혼을 하지 않고 독신으로 살겠다고 했었습니다. 학교생활에서 여러 가지 함께 했던 부분들이 추억으로 떠오릅니다. 친구네 집에 놀러 가면 그 어머니는 친구처럼 다정하게 "제음이 오나" 하면서 반갑게 맞아 주셨는데 지금은 어떻게 연락이 끊겨 소식을 모릅니다.

이 글을 쓰다 보니 친구가 더 그립고 그동안 잊고 지내온 것이 미안한 생각이 듭니다. 어머님은 아직 생존해 계시는지?

친구는 독신을 주장했지만 혹 가정을 이루어 살고 있는지? 꼭 찾아서 옛정을 나누고 싶습니다. 무엇이 이토록 바쁜 시간을 보내며 그리운 친구도 잊고 살았는지… 친구를 생각하면서 너무나 많은 시간이 지났음에 눈시울이 붉어지는 가슴이 아려오는 이 순간, 친구와 연락이 되지 않지만 어딘가 있다는 것에 찾아야 한다는 것에 내 마음은 또한 행복합니다.

66세 조제음님 〈보고 싶은 나의 친구〉에세이

이야기 기억하기

앞에서 읽은 글을 떠올리면서 빈칸에 들어갈 알맞은 말을 적어 보세요.

고등학교 친구(　　)!!

이 친구는 울산에서 (　　)으로 유학을 온 친구입니다.
유복자로 태어나 엄마와 둘이서 살았으며, (　　)에 웃는 눈, 재미있게 (　　)하는 재주가 있어 어느 사이 친구들이 빙~ 둘러서 이야기를 듣게 만드는 능력을 가진 친구입니다.

고등학교 졸업 후 고향으로 돌아가 (　　　　)으로 아이들과 재미있게 아마 재미있는 이야기를 들려주는 인기 있는 선생님이었을 겁니다. 제 이름을 부를 때 그 특유의 (　　)와 (　　)가 새삼 이 글을 쓰다 보니 귀에 쟁쟁하게 들리는 것 같습니다. 방학이 되면 엄마와 둘이 (　　)을 떠납니다. 지금 생각하면 요즘 TV에 나오는 집시맨처럼 그렇게 여행을 한 것 같습니다.

맞선을 보면 직업이 (　　)인 사람이 많이 나와 친구는 결혼을 하지 않고 (　　)으로 살겠다고 했었습니다. 학교생활에서 여러 가지 함께 했던 부분들이 (　　)으로 떠오릅니다. 친구네 집에 놀러 가면 그 어머니는 친구처럼 다정하게 (　　　　) 하면서 반갑게 맞아 주셨는데 지금은 어떻게 연락이 끊겨 소식을 모릅니다.

이 글을 쓰다 보니 친구가 더 그립고 그동안 잊고 지내온 것이 (　　) 생각이 듭니다. 어머님은 아직 생존해 계시는지?

친구는 독신을 주장했지만 혹 (　　)을 이루어 살고 있는지? 꼭 찾아서 (　　)을 나누고 싶습니다. 무엇이 이토록 바쁜 시간을 보내며 그리운 친구도 잊고 살았는지… 친구를 생각하면서 너무나 많은 시간이 지났음에 (　　)이 붉어지는 가슴이 아려오는 이 순간, 친구와 연락이 되지 않지만 어딘가 있다는 것에 찾아야 한다는 것에 내 마음은 또한 (　　　　).

66세 조제음님 〈보고 싶은 나의 친구〉에세이

나만의 에세이 작성하기

다시 보고 싶은 나의 어릴 적 친구들을 떠올리며 그들과의 추억을 자세하게 적어보세요.

| **매일의 단어 문제** | 다음 제시된 초성을 보고 전통놀이 이름을 맞혀 보세요. |

〈예시〉 ㄱㄴ뛰ㄱ → 그네뛰기

1. ㅈㄱ차ㄱ
2. ㅅㅂ끼질
3. ㅇ날ㄹㄱ
4. ㅌㅎ
5. ㄸ따ㅁㄱ

6. ㅍㅇㅊ기
7. ㅇ놀ㅇ
8. ㅂㅅ치ㄱ
9. ㅆㄹ
10. ㄴ뜨ㄱ

대뇌피질의 모양과 기능 / 문제

수요일

04-2-3

1. 대뇌피질의 4가지 영역들의 같은 이름을 찾아 밑줄 그어 보세요.

두정엽 · · 관자엽, temporal lobe

후두엽 · · 이마엽, frontal lobe

측두엽 · · 마루엽, parietal lobe

전두엽 · · 뒤통수엽, occipital lobe

2. 다음 이야기를 읽고 아래의 질문에 해당하는 뇌 부위를 번호로 쓰세요.

> 60세 김정자씨는 치매예방센터를 다닌다. 지난 주에 인지훈련반이 새로 구성되어 김정자씨를 포함한 6명이 서로 소개를 했다. 오늘 두 번째 모임에서 두 사람의 이름이 생각나지 않아 명찰을 보고 다시 외웠다. 오늘 공부는 계산 문제와 이야기를 듣고 기억하기였는데, 바로 옆에 있던 신기순씨는 계산을 아주 잘했고, 맞은 편에 앉았던 박기철씨는 이야기를 듣고 기억하기를 아주 잘했다. 인지훈련이 끝난 후 집에 오는 도중 시장에 들려서 채소와 빵을 사고, 물을 살까 말까 고민하다가 2리터 물 두개를 들고 오는데 많이 힘들었다. 얼마 전 병원 진료 갔을 때 표준체중보다 4키로가 더 나가면 4리터 물통을 들고 다니는 것과 같다라는 말이 실감이 났다. 자기 전에 오늘 모임에서 만난 사람들의 앉았던 위치를 떠 올리면서 친구들의 이름을 다시 한번 외웠다. 그리고 이번 달의 목표, 이번 년의 목표를 다시 한번 떠 올렸다.

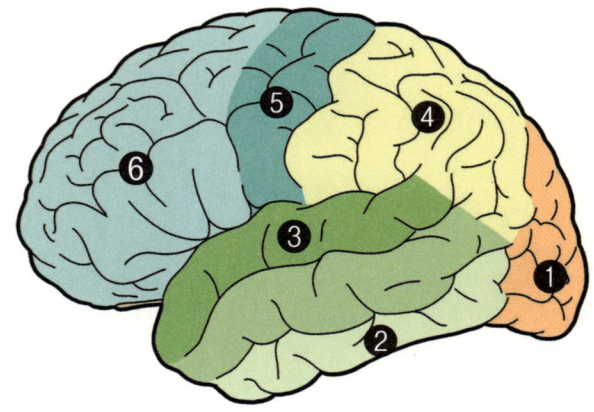

1) 인지훈련반에서 사람들의 얼굴을 알아 볼 때 작동하는 뇌 부위는 어디인가요? (2곳)

2) 이야기를 듣고 알아듣는 뇌 부위는 어디인가요?

3) 인지훈련반에서 어떤 사람이 나를 중심으로 어디에 있는지 파악하는 뇌 부위는 어디인가요?

4) 신기순씨는 계산을 잘 했는데, 특히 뇌의 어느 부위를 잘 활용하고 있나요?

5) 2리터 물을 살까 말까 결정하고, 체중 관리를 담당하는 뇌 부위는 어디일까요?

6) 이번 달의 목표, 이번 년의 목표를 세우고 실천하는 뇌 부위는 어디일까요?

칠교 놀이

제시된 모양과 같은 모양이 되도록 조각 판에서 정확한 위치를 찾아 색칠해 보세요.

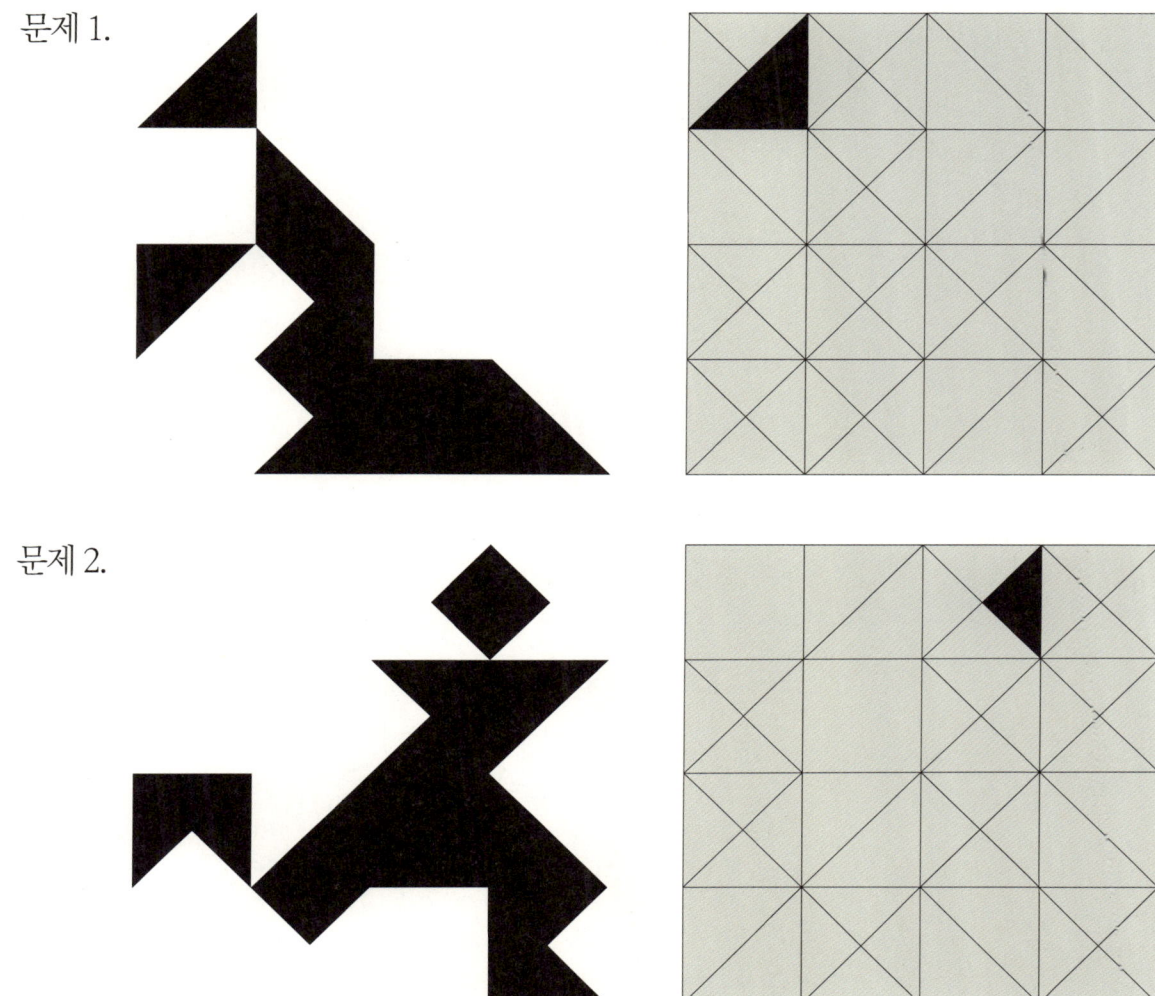

문제 1.

문제 2.

매일의 단어 문제 | 두 글자씩 짝을 지어 단어를 만들어 보세요. (글자는 중복해서 사용해도 됩니다)

| 장 국 |
| 족 유 |
| 찰 시 |
| 경 럽 존 |
| 원 소 가 |

국가

59

목요일

이야기 기억하기 / 컬러링

이전 페이지에 있는 〈보고싶은 나의 친구〉 에세이 내용을 그린 그림입니다.

이야기를 떠올려보면서 선을 따라 그린 후 자유롭게 색칠을 해보세요.

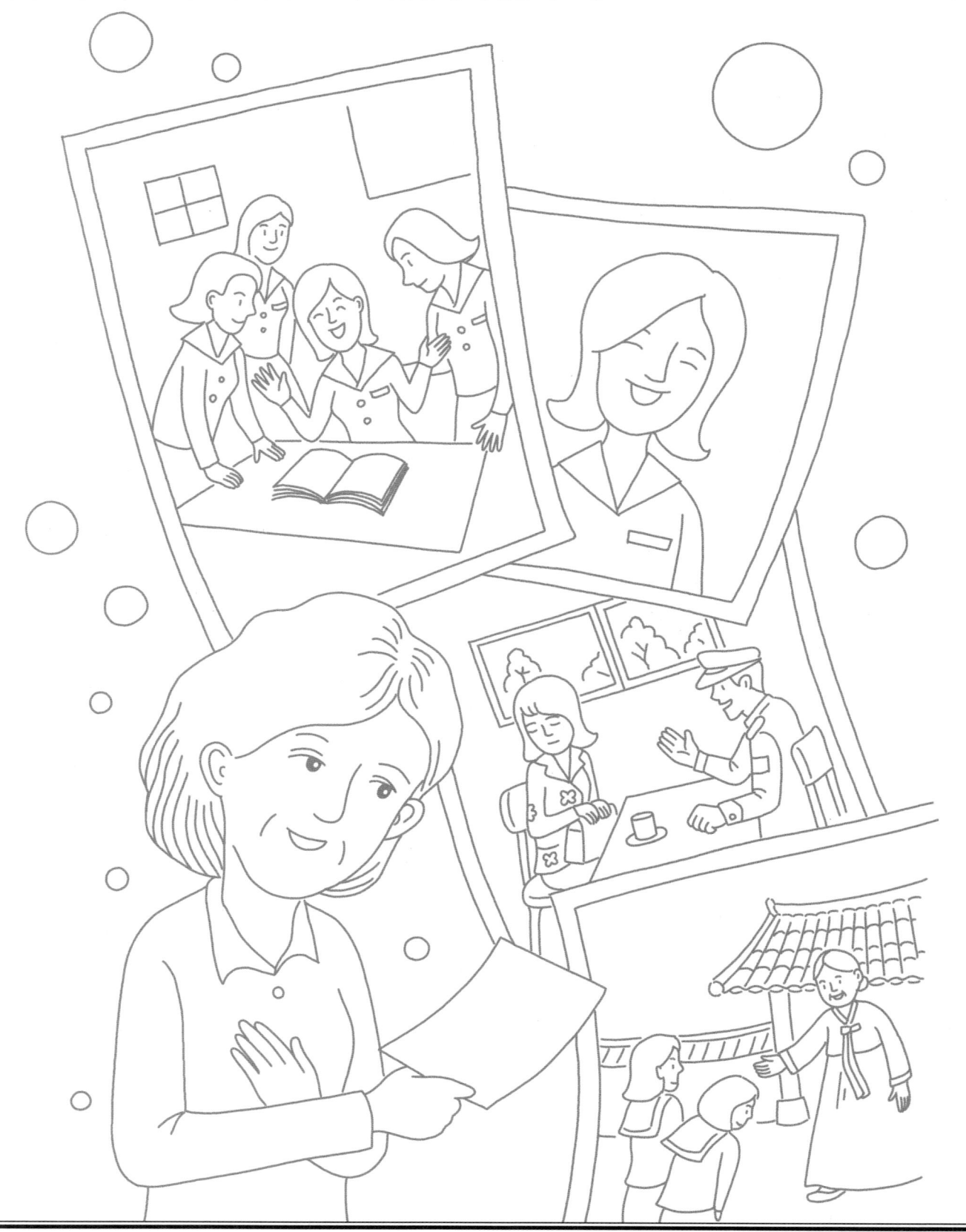

가게 계산

커피숍에서 아래의 제품을 모두 사려고 합니다.
계산기를 사용하지 말고 직접 계산하여 아래 문제의 답을 적어보세요.

	A 커피숍	B 커피숍	C 커피숍
아메리카노	3,300원	4,300원	2,500원
카페라떼	3,700원	3,500원	4,400원
카페모카	4,500원	4,000원	3,800원
핫초코	5,000원	4,500원	5,500원
카푸치노	4,000원	4,400원	3,900원
에스프레소	4,700원	4,100원	4,400원
제주녹차	5,500원	5,400원	7,000원
우유	4,300원	3,500원	4,000원

* 제품 가격은 실제 물가와 무관합니다.

1. 어느 커피숍에서 제품을 사는 것이 가장 저렴할까요?

2. A 커피숍에서 2,500원의 할인 상품권을 사용할 수 있고, B 커피숍에서는 총 금액의 5%를 할인받을 수 있고, C 커피숍에서는 총 금액의 10%를 할인받을 수 있다면 어느 커피숍에서 제품을 사는 것이 가장 저렴할까요?

매일의 단어 문제 | 다음의 초성으로 만들 수 있는 단어를 20개 이상 적어 보세요.

[ㅁㅎ] 문화,

금요일

일주일 정리

이번 한 주 내가 한 일들을 떠올려 보세요. 기억력 향상에 많은 도움이 됩니다.

월 : ....

화 : ....

수 : ....

목 : ....

금 : ....

이번 주 만난 사람 :

....

....

....

....

....

나의 긍정 점수

지난 한 주 만난 사람, 주위 사람들을 떠올리고 한 사람씩 평가해 보세요.
그 평가가 바로 당신의 긍정 정도를 말해 줍니다.

대상										
점수 (100점 만점)										

동전 금액 맞추기

지갑에 10원, 50원, 100원짜리 동전들이 가득합니다. 다음의 조건에 맞춰 각 동전이 몇 개씩 필요한지 맞혀보세요. 동전의 개수와 총 금액이 모두 맞아야 하며, 각각의 동전은 한 개 이상씩 사용해야 됩니다.

예시) 동전 9개로 430원 만들기

10원 x 3개 = 30원
50원 x 4개 = 200원
100원x 2개 = 200원

9개 / 430원

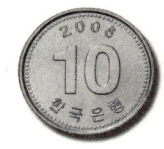 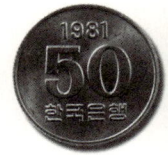 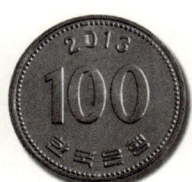

3개   4개   2개

1. 동전 15개로 530원 만들기

2. 동전 15개로 900원 만들기

3. 동전 16개로 710원 만들기

4. 동전 16개로 1,180원 만들기

5. 동전 17개로 640원 만들기

6. 동전 17개로 600원 만들기

매일의 단어 문제 | 다음 제시된 초성을 보고 전통놀이 이름을 맞혀 보세요.

〈예시〉 ㄱㄴ뛰ㄱ → 그네뛰기

1. ㅁ ㄸ ㅂ ㄱ
2. ㅊ ㄱ
3. ㄱ ㄱ 놀 ㅇ
4. ㄱ ㅅ 치 ㄱ
5. ㅈ ㅊ ㄱ
6. ㅈ ㄷ ㄹ ㄱ
7. ㄱ ㄱ ㅅ ㄹ
8. ㅈ ㅂ ㄴ ㅇ
9. ㄱ ㅁ 줄 ㄴ ㅇ
10. ㅅ ㄱ 돌 ㄹ ㄱ

4주 [정답]

04-1 [주의집중력 _ 머릿속 한글 세상]

문제 1. **공든 탑이 무너지랴** ⟨ 가로선 __23__ 개 / 세로선 __18__ 개 ⟩

문제 2. **내 코가 석자** ⟨ 가로선 __11__ 개 / 세로선 __10__ 개 ⟩

문제 3. **아는 길도 물어가라** ⟨ 가로선 __24__ 개 / 세로선 __20__ 개 ⟩

문제 4. **웃는 낯에 침 뱉으랴** ⟨ 가로선 __23__ 개 / 세로선 __20__ 개 ⟩

문제 5. **계란으로 바위 치기** ⟨ 가로선 __19__ 개 / 세로선 __19__ 개 ⟩

[매일의 단어 문제]

마법, 마병, 마부, 마비, 만반, 만발, 만방, 만병, 만보, 말발, 말벌, 말벗, 말복, 망발, 먹보, 매번, 매복, 매부, 맥박, 맨발, 멤버, 면박, 면발, 면복, 면봉, 명복, 명부, 명분, 모반, 모발, 모방, 목발, 목불, 무방, 무범, 모빌, 무박, 무법, 묵비, 문방, 문밖, 문벌, 문법, 문명, 물뱀, 물범, 물불, 물빛, 미백, 미복, 미분, 미비, 민박, 민방, 민법, 민병, 밑밥, 밑변, 밀봉 등 기타 다른 단어도 있습니다.

04-2-1 [기억력 _ 이야기 기억하기]

고등학교 친구(황미희)!!

이 친구는 울산에서 (부산)으로 유학을 온 친구입니다.
유복자로 태어나 엄마와 둘이서 살았으며, (작은 키)에 웃는 눈, 재미있게 (이야기)하는 재주가 있어 어느 사이 친구들이 빙~ 둘러서 이야기를 듣게 만드는 능력을 가진 친구입니다.

고등학교 졸업 후 고향으로 돌아가 (병설유치원 선생님)으로 아이들과 재미있게 아마 재미있는 이야기를 들려주는 인기 있는 선생님이었을 겁니다. 제 이름을 부를 때 그 특유의 (사투리)와 (목소리)가 새삼 이 글을 쓰다 보니 귀에 쟁쟁하게 들리는 것 같습니다. 방학이 되면 엄마와 둘이 (여행)을 떠납니다. 지금 생각하면 요즘 TV에 나오는 집시맨처럼 그렇게 여행을 한 것 같습니다.

맞선을 보면 직업이 (경찰관)인 사람이 많이 나와 친구는 결혼을 하지 않고 (독신)으로 살겠다고 했었습니다. 학교생활에서 여러 가지 함께 했던 부분들이 (추억)으로 떠오릅니다. 친구네 집에 놀러 가면 그 어머니는 친구처럼 다정하게 "(제음이 오나)" 하면서 반갑게 맞아 주셨는데 지금은 어떻게 연락이 끊겨 소식을 모릅니다.

이 글을 쓰다 보니 친구가 더 그립고 그동안 잊고 지내온 것이 (미안한) 생각이 듭니다. 어머님은 아직 생존해 계시는지?

친구는 독신을 주장했지만 혹 (가정)을 이루어 살고 있는지? 꼭 찾아서 (옛정)을 나누고 싶습니다. 무엇이 이토록 바쁜 시간을 보내며 그리운 친구도 잊고 살았는지… 친구를 생각하면서 너무나 많은 시간이 지났음에 (눈시울)이 붉어지는 가슴이 아려오는 이 순간, 친구와 연락이 되지 않지만 어딘가 있다는 것에 찾아야 한다는 것에 내 마음은 또한 (행복합니다).

66세 조제음님 〈보고 싶은 나의 친구〉에세이

04-2-2 [나만의 에세이 작성하기]

(정답은 따로 없습니다.)

[매일의 단어 문제]

1. 제기차기
2. 숨바꼭질
3. 연날리기
4. 투호
5. 땅따먹기
6. 팽이치기
7. 윷놀이
8. 비석치기
9. 씨름
10. 널뛰기

04-2-3 [대뇌(큰골)의 모양과 기능 문제]

1.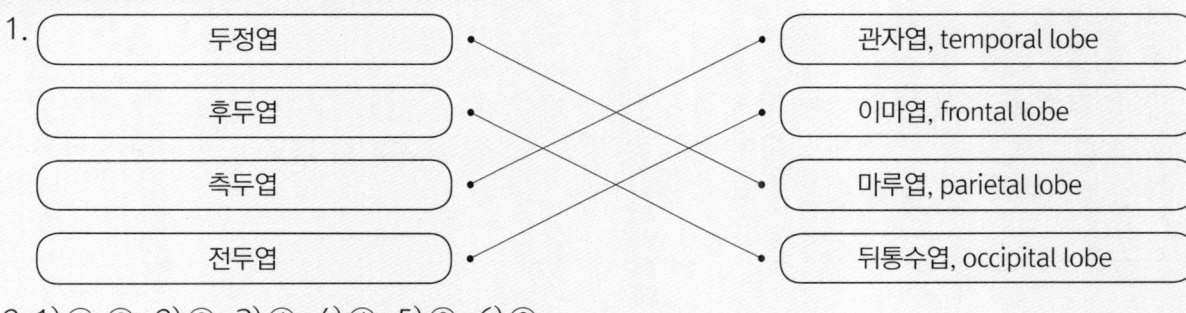

2. 1) ①, ②, 2) ③, 3) ④, 4) ④, 5) ⑥, 6) ⑥

04-3 [시공간 능력 _ 칠교 놀이]

문제 1.
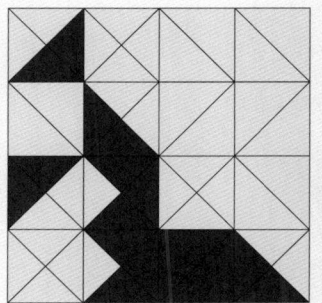

문제 2.
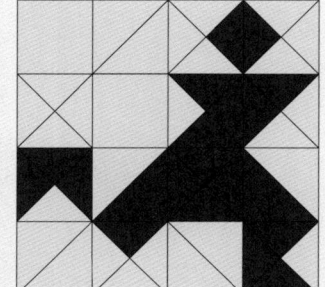

[매일의 단어 문제]

가경, 가국, 가소, 가시, 가원, 가장, 가족, 가찰, 경가, 경국, 경소, 경시, 경원, 경유, 경장, 경찰, 국가, 국경, 국소, 국시, 국원, 국유, 국장, 국족, 소가, 소경, 소국, 소시, 소원, 소유, 소장, 소족, 시가, 시경, 시국, 시립, 시소, 시원, 시유, 시장, 시찰, 원가, 원경, 원국, 원소, 원시, 원유, 원장, 원족, 유가, 유경, 유럽, 유소, 유시, 유원, 유장, 유족, 유존, 유찰, 장가, 장경, 장국, 장소, 장시, 장원, 장유, 장족, 장존, 장찰, 족장, 존경, 존소, 존시, 존장, 존족 등 기타 다른 단어도 있습니다.

[정답]

04-3-1 [이야기 기억하기 / 컬러링]

(정답은 따로 없습니다.)

04-4 [계산력 _ 가게 계산]

1. (답 : B 커피숍)
   - A커피숍: 35,000원
   - B커피숍: 33,700원
   - C커피숍: 35,500원

2. (답 : C 커피숍)
   - A커피숍 : 35,000원-2,500원=32,500원
   - B 커피숍 : 33,700원-(33,700원X0.05=1,685원)=32,015원
   - C 커피숍 : 35,500원-(35,500원X0.1=3,550원)=31,950원

[매일의 단어 문제]

막하, 막후, 만행, 만호, 만혼, 만화, 만회, 맏형, 매해, 매형, 매혹, 매화, 매회, 맹호, 면학, 면회, 명함, 명화, 모함, 모험, 모형, 목화, 목회, 몽환, 무한, 무형, 무효, 무희, 묵향, 문하, 문학, 문항, 문해, 문헌, 문호, 물화, 물회, 미학, 미행, 미혼, 미화, 미흡, 민화, 밀항, 밀행, 밀회 등 기타 다른 단어도 있습니다.

04-5 [전두엽 기능 _ 동전 금액 맞추기]

No.	문제	10원	50원	100원
1	15개(530원)	8개(80원)	5개(250원)	2개(200원)
2	15개(900원)	5개(50원)	3개(150원)	7개(700원)
3	16개(710원)	6개(60원)	7개(350원)	3개(300원)
4	16개(1180원)	3개(30원)	3개(150원)	10개(1000원)
5	17개(640원)	9개(90원)	5개(250원)	3개(300원)
6	17개(600원)	10개(100원)	4개(200원)	3개(300원)

[매일의 단어 문제]
1. 말뚝박기
2. 칠교
3. 공기놀이
4. 구슬치기
5. 자치기
6. 줄다리기
7. 강강술래
8. 쥐불놀이
9. 고무줄놀이
10. 수건돌리기

월요일

일주일 계획

이번 일주일을 생각하며 해야 할 일들을 정리해 보세요.

꼭 해야 할 일들 :

월 :

화 :

수 :

목 :

금 :

중요한 약속 / 만날 사람 :

재미난 계획 :

배수 찾아 연결하기

3의 배수와 5의 배수를 모두 찾아 색칠해보세요. 색칠한 것을 연결했을 때 어떤 숫자가 나오는지 맞혀 보세요. 3의 배수는 3으로 나누었을 때, 5의 배수는 5로 나누었을 때 딱 떨어지는 숫자를 말합니다.

32	101	17	154	82	46	139	211	29	106	196	79	22
199	128	95	111	180	173	116	184	177	57	155	218	67
89	72	212	161	77	39	164	147	88	34	148	105	133
118	183	41	151	214	201	206	195	143	94	73	189	38
26	61	120	144	108	208	68	188	125	75	205	123	158
167	135	33	105	171	129	182	203	23	104	193	195	209
132	134	13	191	67	124	160	178	59	172	163	69	64
170	53	157	86	49	179	117	119	76	16	166	175	202
102	194	74	121	169	28	140	223	149	109	217	168	58
107	162	115	51	185	141	187	113	31	103	83	42	197
19	146	97	176	37	137	43	92	131	152	14	181	98

매일의 단어 문제 | 다음의 초성으로 만들 수 있는 단어를 20개 이상 적어 보세요.

[ㅂㄹ] 바람,

화요일

뇌졸중

건강한 뇌를 유지하기 위해선 뇌혈관 관리가 무척 중요합니다. 나이가 들어도 어떤 사람은 깨끗한 혈관을 유지하는가 하면, 수도관 안쪽이 녹슨 것처럼 혈관이 깨끗하지 못한 사람도 있습니다. 혈관이 깨끗한 사람과 그렇지 못한 사람을 비교해 본 결과, 일곱 가지의 위험 요소가 있다는 것이 밝혀졌습니다.

뇌혈관 위험요소 | ❶ 고혈압 ❷ 당뇨병 ❸ 고지혈증 ❹ 흡연 ❺ 심장병 ❻ 운동부족 ❼ 비만

이런 요인이 혈관 안쪽에 기름기를 쌓이게 해 혈전(피딱지)을 만들고 이것이 혈관벽을 막히게 하거나 터지게 하여 **혈관성 치매**로 이어집니다. '뇌혈관 질환'의 대표 질환으로 흔히들 중풍이라고 부르는 뇌졸중이 있습니다. 뇌졸중이란 뇌에 혈액을 공급하는 뇌혈관이 막히거나 터지는 질환을 말합니다.

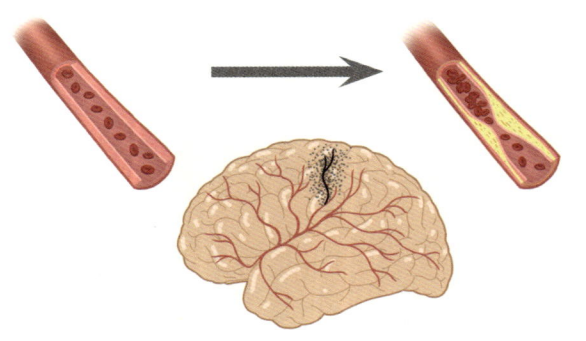

혈관이 막혀서 발생하는 뇌졸중을
뇌경색 이라고 부릅니다.

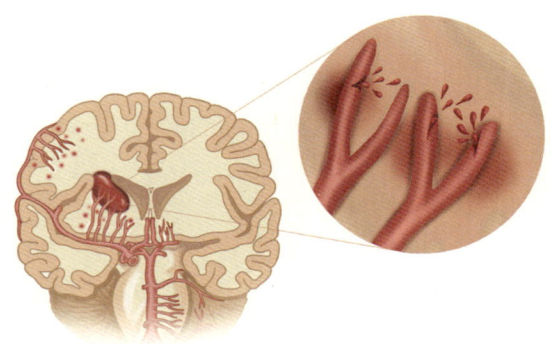

혈관이 터져서 발생하는 뇌졸중을
뇌출혈 이라고 부릅니다.

뇌졸중의 흔한 증상

1. 한쪽 방향의 얼굴, 팔, 다리에 멍멍한 느낌이 들거나 저린 느낌이 옵니다.
2. 입술이 한 쪽으로 돌아갑니다.
3. 말이 어눌해지거나 상대방의 말이 잘 이해가 안됩니다.
4. 걸음을 걷기가 불편해집니다.
5. 갑자기 머리가 아프면서 토합니다.
6. 한 쪽 반향의 팔 다리에 마비가 오고 힘이 빠집니다.
7. 눈이 갑자기 안보입니다.
8. 어지럽습니다.
9. 하나의 물건이 두 개로 보입니다.

이것 아시나요?

위와 같은 뇌졸중 의심 증상이 발생하면 가능한 한 일찍(2시간 이내) 병원 응급실로 달려가야 합니다. 늦어도 3시간 이내에 도착해야 합니다. 주사제로 막힌 혈관을 뚫는 치료도 가능하며, 주사제가 불가능한 환자에게는 동맥에 직접 카테터를 집어넣어 뇌혈관을 막고 있는 혈전을 제거하는 시술을 합니다.

십자 말 풀이(사자성어 편)

아래 뜻풀이를 보고 가로줄과 세로줄에 들어갈 사자성어를 맞혀 보세요. 빈칸을 모두 채웠다면 표 안의 사자성어의 위치와 뜻을 여러 번 보면서 외우고, 뒷장을 넘겨 빈칸에 들어갈 알맞은 말을 적어 봅시다.

			비			5(세)			6(세)
1(가)	1(세)								
						7(가) 선			
2(가) 연		2(세)						백	
		3(가) 만	3(세)						
4(세)/4(가) 일								7(세)	
			6(가) 지						
								첨	
5(가) 심					8(가)		영		

가로 풀이

1. 같은 일이 한두 번이 아니라 수없이 많음
2. 크고 넓게, 즉 왕성하게 뻗친 기운이라는 뜻으로, 흔들리지 않는 굳센 마음을 나타냄
3. 모든 일이 뜻하는 대로 다 이루어짐
4. 날이 갈수록 실력이 향상되어 발전해 나감
5. 깊이 생각하고 오래도록 고찰함
6. 왼쪽으로 했다가 오른쪽으로 했다가 하는 모습으로, 이리저리 제 마음대로 휘두르거나 다룸
7. 미래에 전개될 일을 남보다 먼저 예견하는 총명함
8. 부유하고 지위가 높으며 귀하게 되어 이름이 빛남

세로 풀이

1. 한눈에 알아볼 수 있게 밝고 뚜렷함
2. 일이 잘 되어서, 잘난 체하며 기세가 등등한 모습을 의미함
3. 반딧불과 눈(雪) 빛으로 공부한다는 뜻으로, 고생 속에서 공부함
4. 결코 변하지 않을 충성되고 참된 마음
5. 남보다 앞장서 지킴으로써 모범이 됨
6. 분명하고 명백함
7. 비단 위에 꽃을 더한 다는 뜻으로, 좋은 것이 겹칠 때 쓰이는 표현

[네이버 지식백과 사자성어 뜻풀이 참고]

사자성어 기억하기

앞에서 기억한 사자성어를 아래 표 안에 채워 넣어 보세요.
가로/세로 뜻풀이를 참고해서 위치를 맞혀 보고, 뜻풀이 빈칸에 들어갈 단어도 적어 보세요.

1(가)	1(세)	비			5(세)		6(세)
					7(가) 선		
2(가)	연		2(세)				백
		3(가) 만	3(세)				
4(세)/4(가) 일							7(세)
			6(가)	지			
							첨
5(가) 심				8(가)		영	

가로 풀이

1. 같은 일이 한두 번이 아니라 (   )
2. 크고 넓게, 즉 왕성하게 뻗친 기운이라는 뜻으로, 흔들리지 않는 (   ) 나타냄
3. 모든 일이 뜻하는 대로 (   )
4. 날이 갈수록 실력이 향상되어 (   )해 나감
5. 깊이 생각하고 오래도록 (   )함
6. 왼쪽으로 했다가 오른쪽으로 했다가 하는 모습으로, 이리저리 (   ) 휘두르거나 다룸
7. (   )에 전개될 일을 남보다 먼저 예견하는 총명함
8. (   )하고 지위가 높으며 귀하게 되어 이름이 빛남

세로 풀이

1. 한눈에 알아볼 수 있게 (   )
2. 일이 잘 되어서, 잘난 체하며 (   ) 등등한 모습을 의미함
3. (   )과 눈(雪) 빛으로 공부한다는 뜻으로, 고생 속에서 공부함
4. 결코 (   ) 충성되고 참된 마음
5. 남보다 앞장서 지킴으로써 (   )
6. 분명하고 (   )
7. 비단 위에 꽃을 더한다는 뜻으로, (   )이 겹칠 때 쓰이는 표현

사자성어 쓰기

사자성어 한자 뜻과 음을 확인하고, 한자를 여러 번 따라 쓰면서 외워보세요.

1	非一非再 아닐비 한일 아닐비 거듭재	非 一 非 再	非 一 非 再
2	浩然之氣 넓을호 그럴연 갈지 기운기		
3	萬事亨通 일만만 일사 형통할형 통할통		
4	日就月將 날일 나아갈취 달월 나아갈장		
5	深思熟考 깊을심 생각사 익을숙 상고할고		
6	左之右之 왼좌 조사지 오른우 조사지		
7	先見之明 먼저선 볼견 갈지 밝을명		
8	富貴榮華 부유하다부 귀할귀 영화영 빛날화		
9	一目瞭然 한일 눈목 밝을요 그러할연		
10	氣高萬丈 기운기 높을고 일만만 길이장		

매일의 단어 문제 | 다음 제시된 초성을 보고 사자성어를 맞혀보세요.

〈예시〉 ㅇㅂㅁㅎ → 유비무환

1. ㄷㄷㅇㅅ   6. ㅅㄱㅈ명
2. ㄱㅊ보ㅇ   7. ㅅㅅㅈㄱ
3. ㄷㄱ만ㅅ   8. 고ㅈㄱㄹ
4. ㅂㅈㅂㅅ   9. ㄱ계ㅇㅎ
5. ㅊㅊㅇㄹ   10. ㅇㄱㅈㅅ

수요일

뇌졸중 / 문제

1. 뇌혈관을 손상 시키는 일곱 가지 위험 요소를 적어보세요.

   1) _____ ㄱㅎㅇ _____   5) _____ 심ㅈㅂ _____
   2) _____ ㄷㄴㅂ _____   6) _____ ㅇ동ㅂㅈ _____
   3) _____ 고ㅈㅎ증 _____   7) _____ ㅂ만 _____
   4) _____ ㅎ연 _____

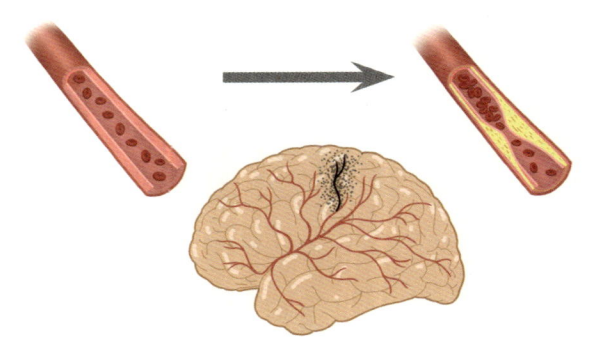
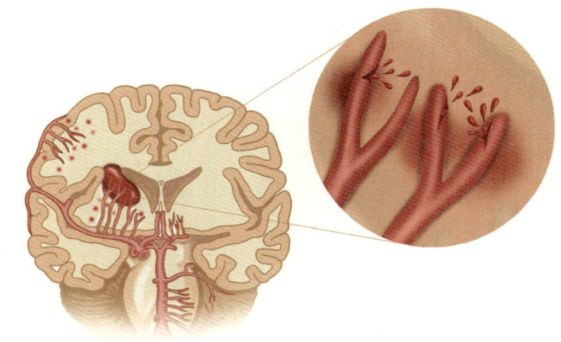

2. 혈관이 막혀서 발생하는 뇌졸중을 무엇이라 부르나요? (   )

3. 혈관이 터져서 발생하는 뇌졸중을 무엇이라 부르나요? (   )

4. 뇌졸중에 해당하는 증상을 모두 찾아 체크해 보세요.

   ☐ 어깨가 자주 결린다   ☐ 한 쪽 방향의 팔 다리에 마비가 오고 힘이 빠진다
   ☐ 말이 어눌해지거나 상대방의 말이 잘 이해가 안 된다   ☐ 코가 자주 막힌다
   ☐ 걸음을 걷기가 불편해진다   ☐ 어지럽다
   ☐ 머리카락이 빠진다   ☐ 하나의 물건이 두 개로 보인다
   ☐ 입술이 한 쪽으로 돌아간다   ☐ 기침이 자주 나온다
   ☐ 코피가 난다   ☐ 갑자기 머리가 아프면서 토한다

5. 앞에서 공부한 내용을 바탕으로 빈칸에 들어갈 알맞은 단어를 적어보세요.

   뇌혈관을 손상시키는 일곱 가지의 위험요소를 제거하고, 혈전을 방지하고,
   운동을 꾸준히 하면 _____ ㅎㄱㅅ _____ 치매를 예방할 수 있다.

글자 회전

좌(左)뇌 활성법에 대한 내용입니다. 예시와 같이 글자를 180도로 회전하여 적어보세요.
내 앞에 사람이 앉아 있다 생각하고, 앞사람이 봤을 때 올바른 방향의 글자가 되도록 상상하면서 글자를 적어 보세요. 단, 종이를 돌려서 작성하면 안 됩니다.

예시)   좌(左)뇌 활성법
        ───────────────
        좌(左)뇌 활성법 ⬅

좌(左)뇌가 우(右)뇌 보다 우세한 인지 기능은 말하기, 읽기, 쓰기, 셈하기이다
                                          좌(左)뇌가 ⬅

첫째, 신문, 잡지, 책 등 독서활동하기
                          첫째, 신문 ⬅

둘째, 독서 후 그 내용으로 글쓰기
                        둘째, 독서 ⬅

셋째, 친구 모임에서 좋은 책을 선정하여 토론 및 발표하기
                              셋째, 친구 ⬅

넷째, 덧셈, 뺄셈을 암산으로 하기, 구구단 외우기, 두 자리 이상 숫자 계산하기
                                      넷째, 덧셈 ⬅

매일의 단어 문제 | 두 글자씩 짝을 지어 단어를 만들어 보세요. (글자는 중복해서 사용해도 됩니다)

농	보	온
개		덕
	장	도	혁
밀	수	명
	촌	

온도

목요일

혈관을 깨끗이하자 / 컬러링

아래는 혈관벽에 쌓이는 기름기를 청소하는 그림입니다.
선을 따라 그려보고 색칠도 해보세요.

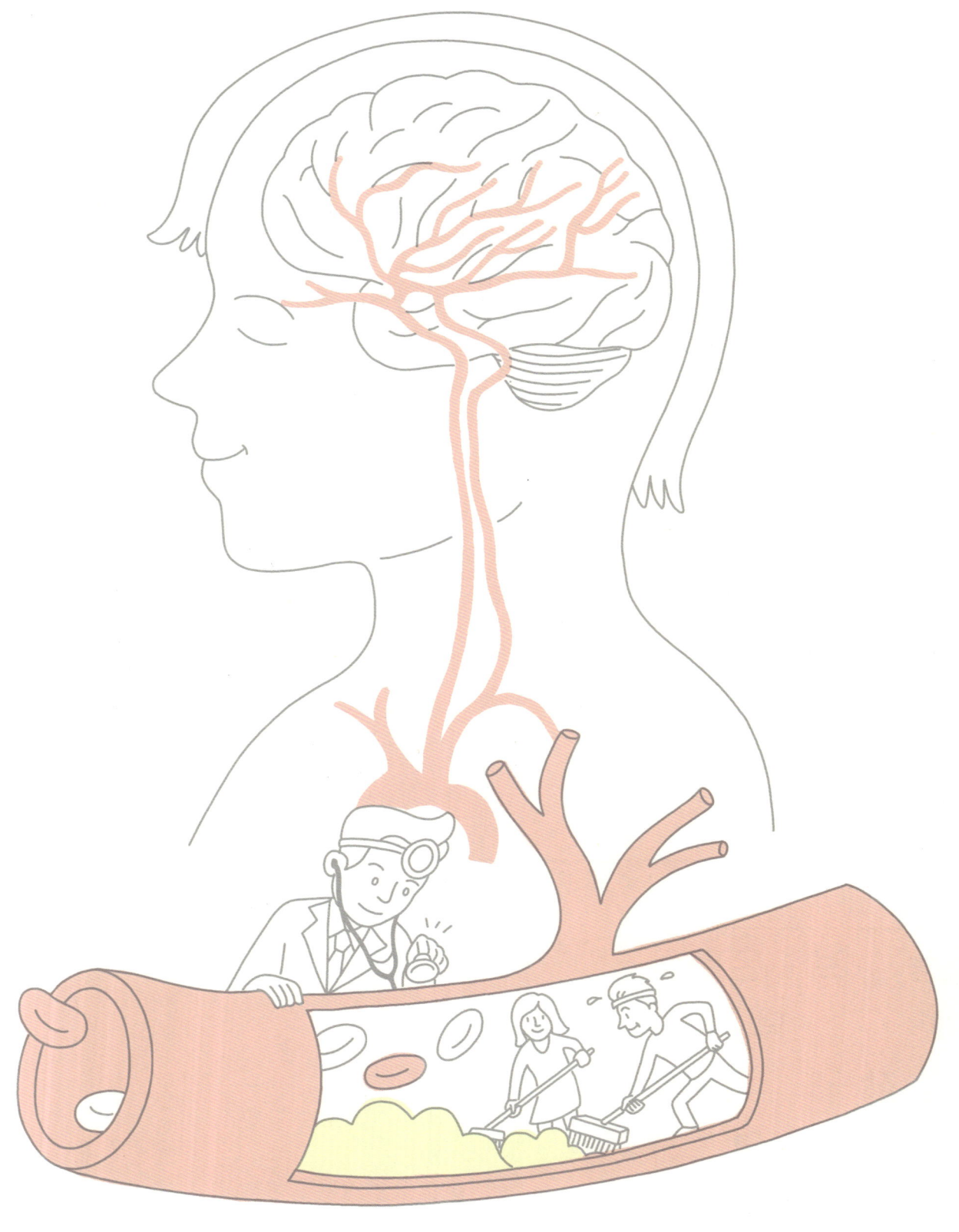

숫자 계산

05-4

<보기>에 제시된 숫자를 한 번씩만 사용하여 아래의 식을 완성해 보세요.
가로줄과 세로줄에 제시되어 있는 숫자의 합이 모두 맞아야 합니다.

보기 = 7 , 17 , 27 , 37 , 47 , 57 , 67 , 77 , 87

☐ + ☐ + ☐ =	**191**
+ + +	
☐ + 7 + ☐ =	**111**
+ + +	
☐ + ☐ + ☐ =	**121**
= = =	
181 **131** **111**	

매일의 단어 문제 | 다음의 초성으로 만들 수 있는 단어를 20개 이상 적어 보세요.

[ㅂ ㅎ] 방향,

금요일

일주일 정리

이번 한 주 내가 한 일들을 떠올려 보세요. 기억력 향상에 많은 도움이 됩니다.

월 : ....

화 : ....

수 : ....

목 : ....

금 : ....

이번 주 만난 사람 :

....

....

....

....

나의 긍정 점수

지난 한 주 만난 사람, 주위 사람들을 떠올리고 한 사람씩 평가해 보세요.
그 평가가 바로 당신의 긍정 정도를 말해 줍니다.

대상										
점수 (100점 만점)										

스도쿠

<가로 줄>, <세로 줄>, <작은 9칸의 네모> 안에 1~9의 숫자를 중복되지 않게 한 번씩 채워 넣으세요.
빈칸이 적은 줄부터 시작해 보세요.

	9	2	7	8				5
5	7	6	3	9		2		8
8		3	2			7	6	9
				4			8	1
7	3	5			8	6		
					9	5		
	5	4				8	7	
	9	6		8	5	2		1
3		1	4			9		2

매일의 단어 문제 | 다음 제시된 초성을 보고 사자성어를 맞혀보세요.

<예시> ㅇ ㅂ ㅁ ㅎ → 유비무환

1. ㄷ ㅁ ㅅ ㄷ
2. 형 ㅅ ㅈ ㄱ
3. ㅇ ㅅ 상 ㄷ
4. ㄴ ㅅ ㅊ 사
5. ㅅ 고 ㅊ 려

6. 산 ㅈ ㅅ ㅈ
7. ㄱ ㅅ 징 ㅇ
8. ㄱ ㅅ ㅊ ㅁ
9. ㅇ ㅂ ㅈ ㄹ
10. 괄 ㅁ ㅅ 대

5주 [정답]

05-1 [주의집중력 _ 배수 찾아 연결하기]

32	101	17	154	82	46	139	211	29	106	196	79	22
199	128	95	111	180	173	116	184	177	57	155	218	67
89	72	212	161	77	39	164	147	88	34	148	105	133
118	183	41	151	214	201	206	195	143	94	73	189	38
26	61	120	144	108	208	68	188	125	75	205	123	158
167	135	33	105	171	129	182	203	23	104	193	195	209
132	134	13	191	67	124	160	178	59	172	163	69	64
170	53	157	86	49	179	117	119	76	16	166	175	202
102	194	74	121	169	28	140	223	149	109	217	168	58
107	162	115	51	185	141	187	113	31	103	83	42	197
19	146	97	176	37	137	43	92	131	152	14	181	98

[매일의 단어 문제]

바람, 박력, 박리, 반라, 반란, 반려, 반론, 발랄, 발레, 발령, 방랑, 방로, 방론, 방류, 배란, 백련, 백로, 버럭, 버릇, 벌레, 범람, 범례, 범류, 법령, 법례, 법론, 법률, 법리, 베레, 벼락, 벼랑, 벼루, 벼룩, 변론, 변량, 별로, 병력, 병렬, 병리, 보라, 보람, 보령, 보루, 보류, 보름, 보리, 복리, 본래, 본론, 본류, 볼록, 볼륨, 볼링, 부락, 부랑, 부럼, 부력, 부록, 부류, 부름, 부리, 북로, 분량, 분류, 분립, 불량, 불룩, 불륜, 불리, 비련, 비례, 비록, 비료, 비리, 빌라 등 기타 다른 단어도 있습니다.

05-2, 05-2-1 [기억력 _ 십자 말 풀이(사자성어 편)]

1(가)비	1(세)일	비	재		5(세)솔		6(세)명
	목			7(가)선	견	지	명
	요			수			백
2(가)호	연	지	2(세)기	범			백
			고				
		3(가)만	사	3(세)형	통		
4(세)/4(가)일	취	월	장	설			7(세)금
편				6(가)좌	지	우	지	상
단				공			첨
5(가)심	사	숙	고		8(가)부	귀	영	화

가로 풀이

1. 같은 일이 한두 번이 아니라 (수없이 많음)
2. 크고 넓게, 즉 왕성하게 뻗친 기운이라는 뜻으로, 흔들리지 않는 (굳센 마음)을 나타냄
3. 모든 일이 뜻하는 대로 (다 이루어짐)
4. 날이 갈수록 실력이 향상되어 (발전)해 나감
5. 깊이 (생각하고) 오래도록 (고찰함)
6. 왼쪽으로 했다가 오른쪽으로 했다가 하는 모습으로, 이리저리 (제 마음대로) 휘두르거나 다룸
7. (미래)에 전개될 일을 남보다 먼저 예견하는 총명함
8. (부유)하고 지위가 높으며 귀하게 되어 이름이 빛남

세로 풀이

1. 한눈에 알아볼 수 있게 (밝고 뚜렷함)
2. 일이 잘 되어서, 잘난 체하며 (기세)가 등등한 모습을 의미함.
3. (반딧불)과 눈(雪) 빛으로 공부한다는 뜻으로, 고생 속에서 공부함
4. 결코 (변하지 않을) 충성되고 참된 마음
5. 남보다 앞장서 지킴으로써 (모범이 됨)
6. 분명하고 (명백함)
7. 비단 위에 꽃을 더한 다는 뜻으로, (좋은 것)이 겹칠 때 쓰이는 표현

05-2-2 [매일의 단어 문제]

1. 다다익선
2. 결초보은
3. 대기만성
4. 백전백승
5. 청출어람
6. 선견지명
7. 승승장구
8. 고진감래
9. 군계일학
10. 온고지신

05-2-3 [뇌졸중 문제]

1. 1) 고혈압, 2) 당뇨병, 3) 고지혈증, 4) 흡연, 5) 심장병, 6) 운동부족, 7) 비만
2. 뇌경색
3. 뇌출혈
4. • 한 쪽 방향의 팔 다리에 마비가 오고 힘이 빠진다
   • 말이 어눌해지거나 상대방의 말이 잘 이해가 안 된다
   • 걸음을 걷기가 불편해진다.
   • 어지럽다.
   • 입술이 한쪽으로 돌아간다.
   • 하나의 물건이 두 개로 보인다
   • 갑자기 머리가 아프면서 토한다
5. 혈관성

05-3 [시공간 능력 _ 글자 회전]

좌(左)뇌가 우(右)뇌 보다 우세한 인지 기능은 말하기, 읽기, 쓰기, 셈하기이다

⬅ 좌(左)뇌가 우(右)뇌 보다 우세한 인지 기능은 말하기, 읽기, 쓰기, 셈하기이다

첫째, 신문, 잡지, 책 등 독서활동하기

⬅ 첫째, 신문, 잡지, 책 등 독서활동하기

둘째, 독서 후 그 내용으로 글쓰기

⬅ 둘째, 독서 후 그 내용으로 글쓰기

셋째, 친구 모임에서 좋은 책을 선정하여 토론 및 발표하기

⬅ 셋째, 친구 모임에서 좋은 책을 선정하여 토론 및 발표하기

넷째, 덧셈, 뺄셈을 암산으로 하기, 구구단 외우기, 두 자리 이상 숫자 계산하기

⬅ 넷째, 덧셈, 뺄셈을 암산으로 하기, 구구단 외우기, 두 자리 이상 숫자 계산하기

[매일의 단어 문제]

개도, 개명, 개밀, 개보, 개수, 개장, 개혁, 농도, 농밀, 농수, 농장, 농촌, 덕장, 도농, 도덕, 도명, 도보, 도수, 도온, 도장, 밀개, 밀도, 밀보, 밀수, 밀장, 보덕, 보도, 보명, 보수, 보온, 보장, 수개, 수덕, 수도, 수명, 수보, 수온, 수장, 온도, 온수, 온장, 장도, 장명, 장수, 촌농, 촌명, 촌보, 촌수, 촌장, 혁명, 혁장 등 기타 다른 단어도 있습니다.

5주 [정답]

05-3-1 [혈관을 깨끗이하자 / 컬러링]

(정답은 따로 없습니다.)

05-4 [계산력 _ 숫자 계산]

87	+	57	+	47	=	191
+		+		+		
77	+	7	+	27	=	111
+		+		+		
17	+	67	+	37	=	121
=		=		=		
181		131		111		

87	+	67	+	37	=	191
+		+		+		
77	+	7	+	27	=	111
+		+		+		
17	+	57	+	47	=	121
=		=		=		
181		131		111		

87	+	47	+	57	=	191
+		+		+		
67	+	7	+	37	=	111
+		+		+		
27	+	77	+	17	=	121
=		=		=		
181		131		111		

87	+	77	+	27	=	191
+		+		+		
37	+	7	+	67	=	111
+		+		+		
57	+	47	+	17	=	121
=		=		=		
181		131		111		

이 정답 이외에 다른 정답이 있을 수 있습니다.

[매일의 단어 문제]

박하, 박해, 반항, 반향, 반환, 발해, 발행, 발현, 발효, 발화, 발휘, 방학, 방한, 방해, 방호, 방화, 방황, 배합, 배회, 배후, 백합, 백호, 범행, 법학, 법회, 벽화, 변혁, 변형, 변호, 변화, 변환, 병합, 병행, 병환, 보행, 보험, 보호, 보화, 보훈, 복학, 복합, 본향, 본회, 봉합, 봉헌, 봉화, 봉환, 봉황, 부하, 부합, 부호, 부화, 부활, 부황, 부회, 부흥, 북한, 북해, 북향, 분할, 분해, 분홍, 분화, 분회, 분획, 불행, 불허, 불혹, 불화, 불황, 비하, 비행, 비호, 비화, 빈혈 등 기타 다른 단어도 있습니다.

05-5 [전두엽 기능 _ 스도쿠]

4	9	2	7	8	6	1	3	5
5	7	6	3	9	1	2	4	8
8	1	3	2	4	5	7	6	9
6	2	9	5	7	4	3	8	1
7	3	5	1	2	8	6	9	4
1	4	8	6	3	9	5	2	7
2	5	4	9	1	3	8	7	6
9	6	7	8	5	2	4	1	3
3	8	1	4	6	7	9	5	2

[매일의 단어 문제]

1. 동문서답
2. 형설지공
3. 와신상담
4. 노심초사
5. 삼고초려
6. 산전수전
7. 권선징악
8. 금시초문
9. 어부지리
10. 괄목상대

월요일

일주일 계획

이번 일주일을 생각하며 해야 할 일들을 정리해 보세요.

꼭 해야 할 일들 :

월 :

화 :

수 :

목 :

금 :

중요한 약속 / 만날 사람 :

재미난 계획 :

월요일

글자 찾기

한용운의 '사랑하는 까닭' 시입니다.
시 안에 ㄴ 을 찾아 동그라미 표시하고, 모두 몇 개 인지 적어 보세요.

사랑하는 까닭   시 / 한 용 운

내가 당신을 사랑하는 것은
까닭이 없는 것이 아닙니다.
다른 사람들은 나의 홍안만을 사랑하지마는
당신은 나의 백발도 사랑하는 까닭입니다.

내가 당신을 그리워하는 것은
까닭이 없는 것이 아닙니다.
다른 사람들은 나의 미소만을 사랑하지마는
당신은 나의 눈물도 사랑하는 까닭입니다.

내가 당신을 기다리는 것은
까닭이 없는 것이 아닙니다.
다른 사람들은 나의 건강만을 사랑하지마는
당신은 나의 죽음도 사랑하는 까닭입니다.

ㄴ 의 총 개수 = (   ) 개

매일의 단어 문제 | 다음의 초성으로 만들 수 있는 단어를 20개 이상 적어 보세요.

[ㅅ ㄱ] 시골,

화요일

치매 1 - 혈관성 치매

치매에는 크게 **알츠하이머병**과 **혈관성 치매**가 있습니다. 혈관성 치매는 뇌혈관이 터지는 뇌출혈과 뇌혈관이 막히는 뇌경색으로 인해 뇌신경이 손상되어 발생합니다. 뇌출혈보다는 뇌경색으로 생기는 치매가 훨씬 많습니다.

큰 혈관이 반복적으로 막히는 경우 - 다발성 뇌경색 치매

대뇌동맥과 같은 큰 혈관이나 이에 버금가는 혈관이 막히게 되면 한꺼번에 엄청난 양의 뇌세포가 소실됩니다. 이와 같이 큰 혈관이 반복적으로 막히면서 생기는 치매를 '**다발성 뇌경색 치매**'라고 합니다.

다발성 뇌경색 치매 뇌 MRI 수평단면

화살표 부분이 뇌혈관 막힘에 의해 뇌세포가 손상된 곳임.

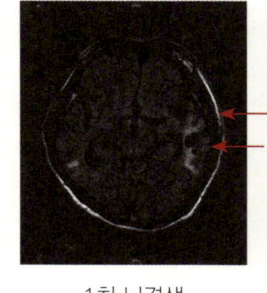
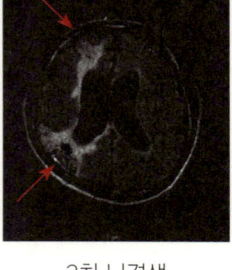
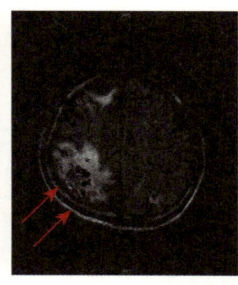

1차 뇌경색   2차 뇌경색   3차 뇌경색

작은 혈관이 반복적으로 막히는 경우 - 피질하 혈관성 치매

큰 혈관들은 나뭇가지처럼 점점 작은 혈관들로 나뉘어지게 됩니다. 이 미세한 혈관이 막히게 되면 주변 뇌세포가 죽게 되고 계속 반복되면 나중에 '**피질하 혈관성 치매**'가 발생합니다.

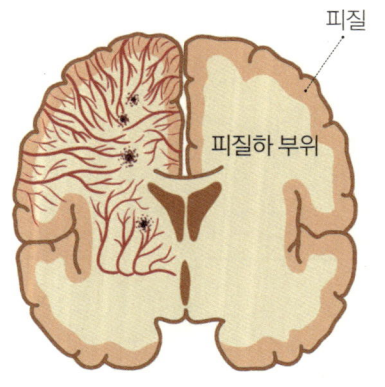

정상   중간단계   혈관성 치매

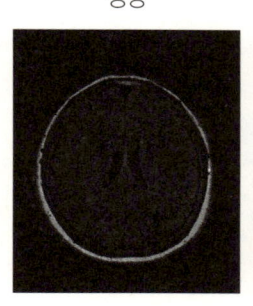
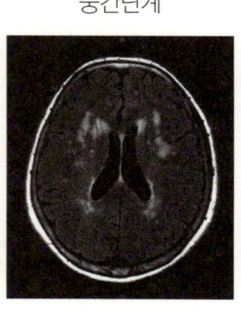
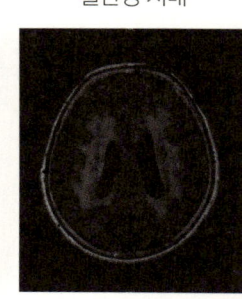

MRI수평단면에서 피질하 부위에 하얗게 보이는 것이 뇌경색임. 이런 피질하 뇌경색이 하나 둘씩 누적되면 치매가 발생함. 그래서 피질하 혈관성 치매라고 부름

혈관성 치매는 왜 중요한가? → 조기에 발견하여 치료하면 치매 진행을 막을 수 있습니다!!

1. 뇌혈관 위험요소(고혈압, 당뇨병, 고지혈증, 흡연, 심장병, 운동부족, 비만)를 없애야 합니다.
2. 뇌혈관의 위험요소가 있다면 의사와 상담하고 약을 복용합니다.
3. 꾸준히 운동하는 습관을 들여야 합니다.

문학 작품 외우기

시를 천천히 여러 번 따라 읽으면서 보라색으로 표시한 단어를 외워 보세요.
아래 똑같이 필사도 해보고 내용을 기억한 다음에 뒷장을 넘겨 빈칸에 들어갈 단어를 적어 보세요.

사랑하는 까닭   시 / 한용운

내가 당신을 사랑하는 것은
까닭이 없는 것이 아닙니다.
다른 사람들은 나의 홍안만을 사랑하지마는
당신은 나의 백발도 사랑하는 까닭입니다.

내가 당신을 그리워하는 것은
까닭이 없는 것이 아닙니다.
다른 사람들은 나의 미소만을 사랑하지마는
당신은 나의 눈물도 사랑하는 까닭입니다.

내가 당신을 기다리는 것은
까닭이 없는 것이 아닙니다.
다른 사람들은 나의 건강만을 사랑하지마는
당신은 나의 죽음도 사랑하는 까닭입니다.

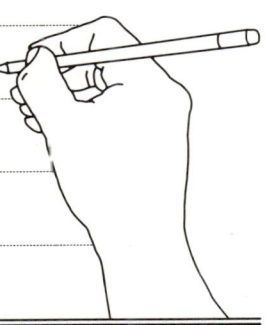

문학 작품 외우기

앞에서 외운 시를 바탕으로 빈칸에 들어갈 단어를 적어 보세요.

사랑하는 까닭 시/한용운

내가 당신을 (   )하는 것은
(   )이 없는 것이 아닙니다.
다른 사람들은 나의 (   )만을 사랑하지마는
당신은 나의 (   )도 사랑하는 까닭입니다.

내가 당신을 (   )하는 것은
(   )이 없는 것이 아닙니다.
다른 사람들은 나의 (   )만을 사랑하지마는
당신은 나의 (   )도 사랑하는 까닭입니다.

내가 당신을 (   ) 것은
(   )이 없는 것이 아닙니다.
다른 사람들은 나의 (   )만을 사랑하지마는
당신은 나의 (   )도 사랑하는 까닭입니다.

매일의 단어 문제 | 다음 제시된 초성을 보고 면요리를 맞춰보세요.

〈예시〉 ㅂㅂㄷㅁ → 비빔당면

1. ㅁㄴㅁ
2. ㅇ챙ㅇㄱㅅ
3. ㅂㅂㄴㅁ
4. ㅁ면
5. ㅅㅍㄱㅌ

6. ㅁㅁㄱㅅ
7. ㄷㅊㅁㄱㅅ
8. ㅊ계ㄱㅅ
9. ㅋㄱㅅ
10. ㅇ탕ㄱㅅ

이야기 만들기

세 개의 단어를 이용하여 재미있는 문장을 만들어 보세요. 단어의 순서는 바꾸어도 상관없습니다.

예시) **천둥, 아기, 보석**

(**천둥**치는 하늘 아래 놀란 **아기**의 얼굴이 값진 **보석**처럼 창백하구나.)

1. 사랑, 홍안, 백발

2. 그리워, 미소, 눈물

3. 기다리는, 건강, 죽음

4. 사랑, 까닭, 한용운

수요일

치매 1 - 혈관성 치매 / 문제

06-2-3

1. 치매의 대표적인 원인 질환 두 가지는 무엇인가요?

   1) _____ㅇㅊㅎㅇㅁ병_____   5) _____ㅎㄱㅅ치매_____

2. 혈관성 치매의 두 가지 종류를 생각해 보고, 빈 칸에 들어갈 단어를 보기에서 찾아 적어 보세요.

   큰 혈관이 반복적으로 막히면서 생기는 혈관성 치매를 1) _____ 라고 하고,
   작은 혈관이 반복적으로 막혀서 생기는 혈관성 치매를 2) _____ 라고 합니다.

   > 보기 : 다발성 뇌경색 치매, 파킨슨치매, 알츠하이머병, 피질하 혈관성 치매, 루이체치매

3. 다음중 뇌혈관 위험요소를 모두 찾아 체크해보세요.
   - ☐ 고혈압
   - ☐ 축농증
   - ☐ 당뇨병
   - ☐ 고지혈증
   - ☐ 위궤양
   - ☐ 기면증
   - ☐ 흡연
   - ☐ 심장병
   - ☐ 손발저림
   - ☐ 운동부족
   - ☐ 안면홍조
   - ☐ 비만

4. 다음은 다발성 뇌경색 치매에 대한 설명입니다. 빈칸에 공통으로 들어갈 알맞은 단어를 써보세요.

   대뇌동맥과 같은 큰 _____ 이나 이에 버금가는 _____ 이 막히게 되면 한꺼번에 엄청난 양의 뇌세포가 소실됩니다. 이와 같이 큰 _____ 이 반복적으로 막히면서 생기는 혈관성 치매를 '다발성 뇌경색 치매' 라고 합니다.

5. 다음은 피질하 혈관성 치매에 대한 설명입니다. 빈칸에 각각 알맞은 단어를 써보세요.

   큰 혈관들은 나뭇가지처럼 점점 _____ 들로 나뉘어지게 됩니다. 이 미세한 혈관이 막히게 되면 주변 _____ 가 죽게 되고 계속 반복되면 나중에 혈관성 치매가 발생합니다. 이러한 혈관성 치매를 '피질하 혈관성 치매' 라고 합니다.

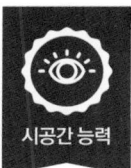

도형 회전

회전된 4개의 입체도형 중에 색깔 토막의 위치가 다른 도형 하나를 찾아 보세요.

예시)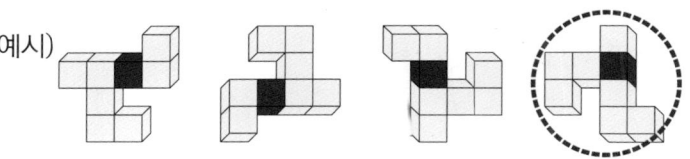

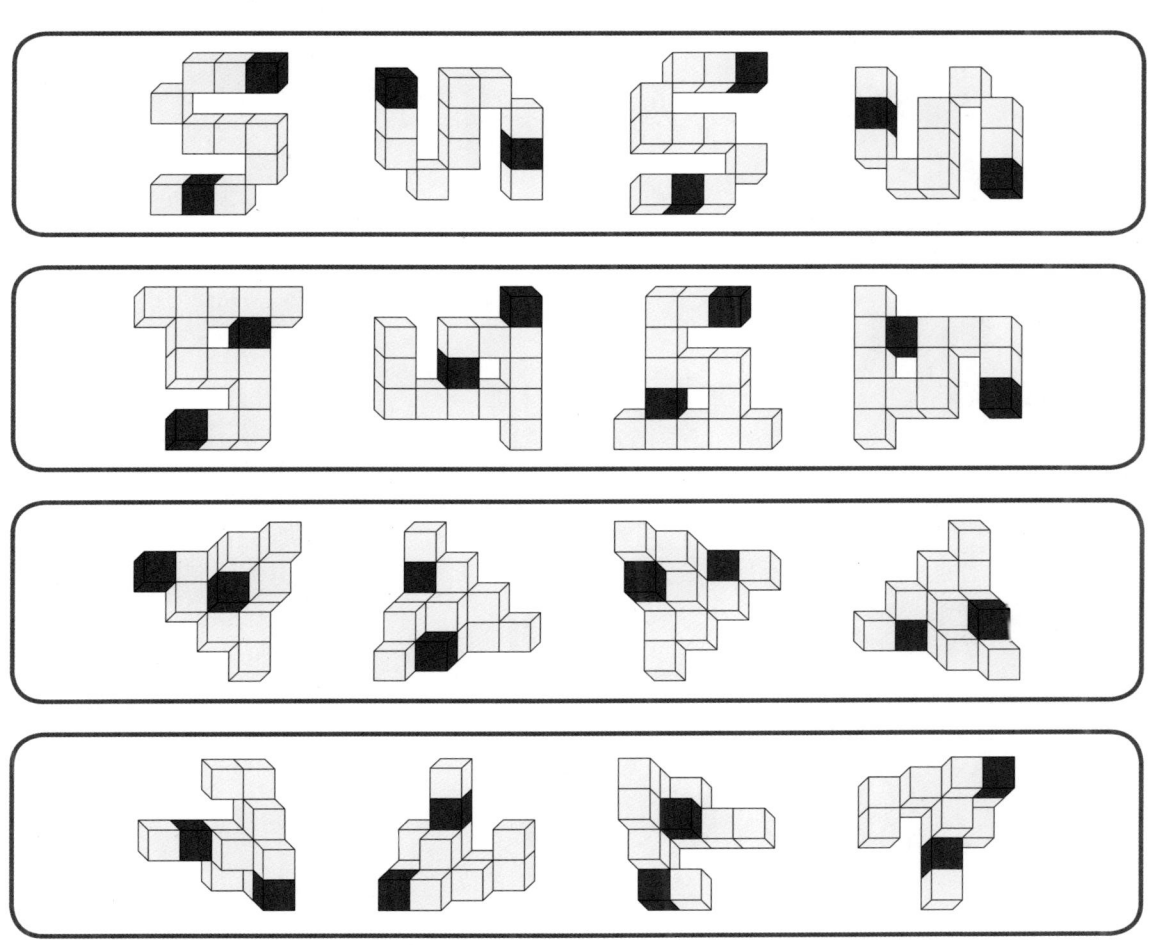

매일의 단어 문제 | 두 글자씩 짝을 지어 단어를 만들어 보세요. (글자는 중복해서 사용해도 됩니다)

한	배	사
	가	작
	하	곡
물	지	보
	진	복	우

배우

치매 1 - 혈관성 치매 / 컬러링

목요일

다음은 작은 혈관이 막혀서 생기는 피질하 혈관성 치매의 그림입니다.
선을 따라 진하게 그려보세요. 혈관도 그려보세요.

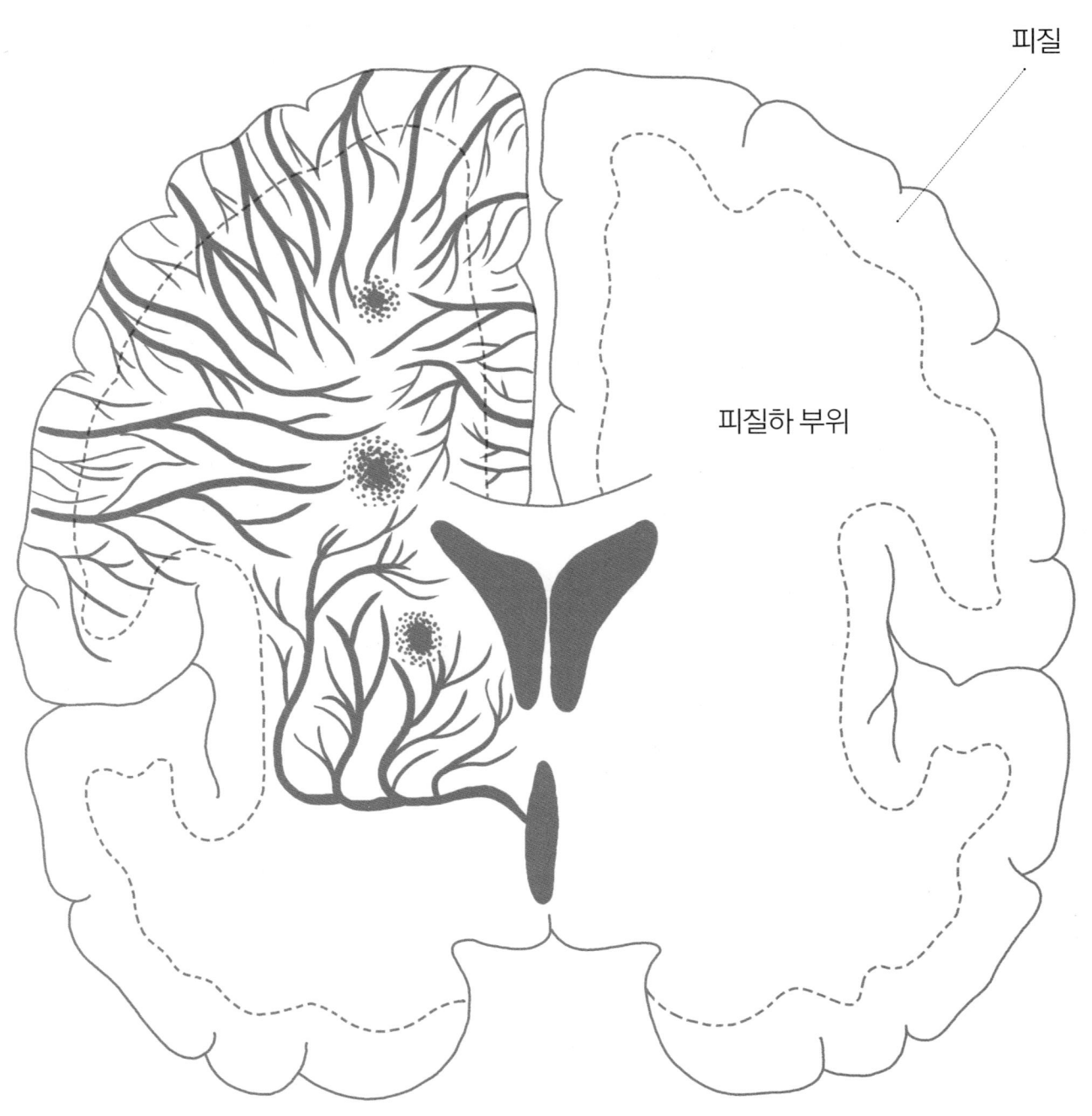

주사위 계산

주사위의 동그라미 개수를 숫자로 바꿔 식을 만들어 계산해 보세요.
주사위 두 개는 두 자리 숫자, 세 개는 세 자리 숫자가 되며, 문제 안에 괄호가 있을 경우 괄호 안의 식을 먼저 푼 다음에 앞에서부터 차례대로 계산하면 됩니다.

예시) (4+5) × 11 = 99

1. 36 + 44 + 15 = (　　　　　)

2. 55 − 16 − 24 = (　　　　　)

3. (111 − 26) ÷ 5 = (　　　　　)

4. 13 × (36 + 44) = (　　　　　)

5. 135 ÷ 4 ÷ 5 = (　　　　　)

6. 14 × (33 − 156) = (　　　　　)

매일의 단어 문제 | 다음의 초성으로 만들 수 있는 단어를 20개 이상 적어 보세요.

[ㅅㅇ] 수영,

금요일

일주일 정리

이번 한 주 내가 한 일들을 떠올려 보세요. 기억력 향상에 많은 도움이 됩니다.

월 :
화 :
수 :
목 :
금 :

이번 주 만난 사람 :

나의 긍정 점수

지난 한 주 만난 사람, 주위 사람들을 떠올리고 한 사람씩 평가해 보세요.
그 평가가 바로 당신의 긍정 정도를 말해 줍니다.

대상 |

점수 |
(100점 만점)

같은 의미 찾기

아래 표에서 요일과 한자가 일치하는 것을 모두 찾아 동그라미 표시하세요.
앞에서부터 순서대로 해야 하며, 가능한 한 빨리 정확하게 해보세요.

보기 = 월月 , 화火 , 수水 , 목木 , 금金 , 토土 , 일日

월日	화火	수水	토木	금金	수火	일日	금木	일月
금金	목火	화火	일金	수月	금金	토日	목木	월木
일火	일日	금土	월火	수水	토月	금木	화水	일日
목木	금土	토土	화日	금木	화火	일月	금金	수水
토水	일日	월火	목木	수金	금土	토土	일月	화金
금月	화火	일水	토土	목火	금金	금火	화水	목木
금金	토日	월木	화水	수水	목月	금火	일日	토日
일日	토火	목木	목金	일月	토土	수金	화火	일水
수水	화火	금土	일日	화水	목木	토日	금月	토土

매일의 단어 문제 | 다음 제시된 초성을 보고 면요리를 맞혀 보세요.

〈예시〉 ㅂㅂㄷㅁ → 비빔당면

1. ㅁㄱㅅ   6. ㅉㅈㅁ
2. ㅈㅊㄱㅅ   7. ㅉㅃ
3. ㅂㅈㄹㅋㄱㅅ   8. ㄹㅁ
4. ㅉ면   9. ㅇㄷ
5. ㅆㄱㅅ   10. ㅇ무ㄱㅅ

6주 [정답]

06-1 [주의집중력 _ 글자 찾기]

내가 당신을 사랑하는 것은 = 5개
까닭이 없는 것이 아닙니다. = 4개
다른 사람들은 나의 홍안만을 사랑하지마는 = 7개
당신은 나의 백발도 사랑하는 까닭입니다. = 6개

내가 당신을 그리워 하는 것은 = 5개
까닭이 없는 것이 아닙니다. = 4개
다른 사람들은 나의 미소만을 사랑하지마는 = 6개
당신은 나의 눈물도 사랑하는 까닭입니다. = 8개

내가 당신을 기다리는 것은 = 5개
까닭이 없는 것이 아닙니다. = 4개
다른 사람들은 나의 건강만을 사랑하지마는 = 7개
당신은 나의 죽음도 사랑하는 까닭입니다. = 6개

※ '는' 글자에는 'ㄴ'이 2개 있습니다

ㄴ의 총 개수 = (67)개

[매일의 단어 문제]

사각, 사감, 사건, 사격, 사경, 사고, 사골, 사공, 사과, 사관, 사교, 사구, 사금, 사기, 삭감, 산골, 산기, 산길, 살갗, 살결, 살구, 살기, 삼가, 삼국, 상가, 상감, 상경, 상공, 상관, 상궁, 상금, 상급, 상기, 새것, 새경, 색감, 생가, 생각, 생강, 생경, 생계, 생굴, 생기, 서가, 서기, 석경, 석고, 석굴, 석권, 석기, 선거, 선견, 선경, 선고, 선교, 선구, 선금, 선급, 설계, 설교, 설국, 섬김, 성가, 성게, 성격, 성경, 성공, 성곽, 성금, 성급, 세간, 세계, 세공, 세균, 세금, 소갈, 소각, 소감, 소개, 소견, 소경, 소고, 소굴, 소금, 속결, 속국, 손괴, 손금, 손길, 솔개, 솔깃, 송곳, 송구, 송금, 송기, 쇄골, 수가, 수감, 수갑, 수강, 수거, 수건, 수검, 수경, 수고, 수공, 수구, 수긍, 수기, 숙고, 순간, 순결, 순경, 순국, 순교, 술값, 술국, 술김, 숨결, 숫기, 숭고, 슬기, 습관, 습격, 습기, 승강, 승객, 승급, 시가, 시간, 시계, 시골, 시공, 시구, 시국, 시금, 시급, 시기, 식감, 식객, 신간, 식견, 식구, 식기, 신경, 신고, 신공, 신과, 신규, 신기, 실감, 실과, 실금 심각, 심경, 심금 등 기타 다른 단어도 있습니다.

06-2-1 [기억력 _ 문학 작품 외우기]

내가 당신을 (사랑)하는 것은
(까닭)이 없는 것이 아닙니다.
다른 사람들은 나의 (홍안)만을 사랑하지마는
당신은 나의 (백발)도 사랑하는 까닭입니다.

내가 당신을 (그리워)하는 것은
(까닭)이 없는 것이 아닙니다.

다른 사람들은 나의 (미소)만을 사랑하지마는
당신은 나의 (눈물)도 사랑하는 까닭입니다.

내가 당신을 (기다리는) 것은
(까닭)이 없는 것이 아닙니다.
다른 사람들은 나의 (건강)만을 사랑하지마는
당신은 나의 (죽음)도 사랑하는 까닭입니다.

[매일의 단어 문제]
1. 물냉면
2. 올챙이국수
3. 비빔냉면
4. 밀면
5. 스파게티
6. 메밀국수
7. 동치미국수
8. 초계국수
9. 콩국수, 칼국수
10. 어탕국수

06-2-2 [기억력 _ 이야기 만들기] (예시 답안)

1. 사랑, 홍안, 백발
   - 어느덧 세월이 흘러 흘러 머리가 백발이 되었구나. 20~30대에 홍안의 얼굴로 사랑하던 시절이 그리워 지네. (77세 염삼일님)

2. 그리워, 미소, 눈물
   - 우리가 그리워하는 사람을 만났을 때 그윽한 미소로 답하면서 눈물도 친구 삼아 친구처럼 동행하는 것이 어떨까? (74세, 권춘자님)

3. 기다리는, 건강, 죽음
   - 죽음을 앞에 두고 기다리는 사람은 얼마나 건강을 뼈저리게 느끼고 있을까? (63세 정혜영님)
   - 앙상한 나뭇가지에 매달린 나뭇잎을 보며 죽음을 떠올리기에는 나는 아직 젊다. 건강한 봄을 기다리는 중 (74세 이송자님)

4. 사랑, 까닭, 한용운
   - 한용운의 사랑하는 까닭에 나오는 구절처럼 사랑하는 마음에는 조건과 대가가 없이 무한하다. (76세 임양자님)

06-2-3 [치매 1 - 혈관성 치매 문제]

1. 1) 알츠하이머, 2) 혈관성
2. 1) 다발성 뇌경색 치매, 2) 피질하 혈관성 치매
3. 고혈압, 당뇨병, 고지혈증, 흡연, 심장병, 운동부족, 비만
4. 혈관
5. 작은 혈관, 뇌세포

6주 [정답]

06-3 [시공간 능력 _ 도형 회전]

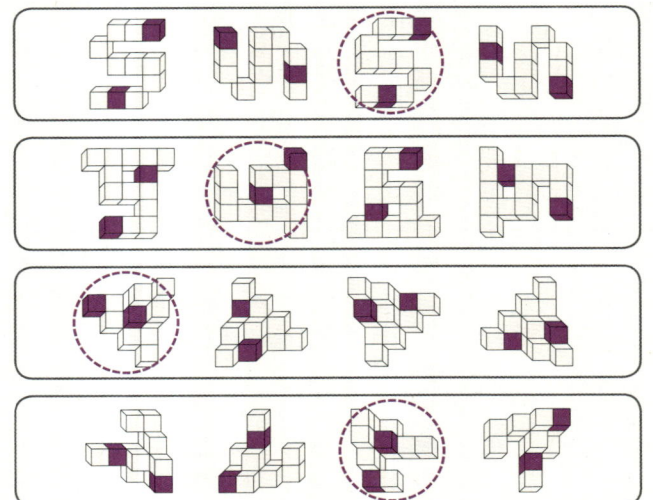

[매일의 단어 문제]

한가, 한곡, 한배, 한보, 한사, 한물, 한지, 한복, 한우, 배사, 배가, 배복, 배작, 배지, 배진, 배우, 배하, 배한, 사가, 사하, 사물, 사지, 사진, 사배, 사보, 사복, 사우, 사한, 가사, 가곡, 가배, 가보, 가복, 가우, 가지, 가하, 작가, 작사, 작곡, 작물, 작배, 작보, 작복, 작우, 작지, 작진, 하가, 하곡, 하물, 하복, 하우, 하한, 하사, 하지, 곡가, 곡물, 곡사, 곡하, 물가, 물배, 물보, 지가, 지곡, 지물, 지배, 지보, 지복, 지사, 지진, 지우, 지하, 지한, 복사, 복지, 우한, 우물 등 기타 다른 단어도 있습니다.

06-3-1 [치매 1 – 혈관성 치매 / 컬러링]

(정답은 따로 없습니다.)

06-4 [계산력 _ 주사위 계산]

1. 36 + 42 + 15 = 93
2. 55 − 16 − 24 = 15
3. (111 − 46) ÷ 5 = 13
4. 23 x (36 + 44) = 1840
5. 132 ÷ 6 ÷ 2 = 11
6. 14 x (232 − 156) = 1064

[매일의 단어 문제]

사악, 사안, 사약, 사양, 사역, 사연, 사용, 사원, 사월, 사위, 사유, 사육, 사은, 사이, 사인, 산악, 산양, 산업, 산월, 살육, 살의, 살인, 삽입, 상어, 상업, 상여, 상영, 상온, 상용, 상위, 상응, 상의, 상인, 상임, 새알, 새우, 색약, 생애, 생약, 생업, 생일, 서약, 서양, 서예, 서울, 서원, 석양, 석유, 선영, 선악, 선약, 선양, 선언, 선왕, 선용, 선우, 선율, 선의, 설움, 섬유, 섭외, 성악, 성애, 성우, 성웅, 성인, 세입, 소양, 소외, 소용, 소원, 소유, 소음, 소일, 속안, 속옷, 손위, 송어, 송유, 송이, 수양, 수업, 수염, 수영, 수용, 수유, 수의, 수익, 수입, 숙연, 숙원, 숙의, 순위, 숫양, 숭어, 승용, 시야, 시연, 시외, 시음, 식욕, 식용, 식음, 식인, 신임, 신앙, 신용, 신원, 신유, 신의, 실용 심야, 심오 등 기타 다른 단어도 있습니다.

06-5 [전두엽 기능 _ 같은 의미 찾기]

월日	화火	수水	토木	금金	수火	일日	금木	일月
금金	목火	화火	일金	수月	금金	토日	목木	월木
일火	일日	금土	월火	수水	토月	금木	화水	일日
목木	금土	토土	화日	금木	화火	일月	금金	수水
토水	일日	월火	목木	수金	금土	토土	일月	화金
금月	화火	일水	토土	목火	금金	화火	화水	목木
금金	토日	월木	화水	수水	목月	금火	일日	토日
일日	토火	목木	목金	일月	토土	수金	화火	일水
수水	화火	금土	일日	화水	목木	토日	금月	토土

[매일의 단어 문제]

1. 막국수
2. 잔치국수
3. 바지락 칼국수
4. 쫄면
5. 쌀국수, 쑥국수
6. 짜장면
7. 짬뽕
8. 라면
9. 우동
10. 열무국수

월요일

일주일 계획

이번 일주일을 생각하며 해야 할 일들을 정리해 보세요.

꼭 해야 할 일들 :

월 :

화 :

수 :

목 :

금 :

중요한 약속 / 만날 사람 :

재미난 계획 :

같은 글자 찾기

07-1

아래 표의 가로와 세로 중에서 보기와 같은 글자 순서대로 되어 있는 것을 모두 찾아 동그라미 표시해 보세요. 대각선 방향은 제외하며, 정답은 예시 포함하여 총 20개입니다.

보기 = ㄱ ㅎ ㄷ ㅂ

ㅎ	ㄱ	ㅇ	ㅁ	ㅎ	ㄱ	ㄴ	ㄹ	ㅅ	ㄱ	ㅎ	ㄷ	ㅂ
ㄱ	ㅎ	ㄷ	ㅂ	ㄱ	ㅎ	ㄷ	ㅂ	ㄷ	ㅈ	ㄱ	ㅈ	ㄱ
ㅎ	ㄹ	ㅁ	ㄱ	ㅎ	ㄷ	ㅂ	ㅎ	ㄲ	ㄸ	ㄷ	ㅂ	ㅎ
ㄷ	ㅁ	ㄲ	ㅎ	ㅌ	ㅂ	ㄸ	ㄱ	ㅎ	ㄷ	ㅂ	ㄱ	ㄷ
ㅂ	ㄱ	ㅎ	ㄷ	ㅂ	ㅁ	ㅃ	ㄱ	ㅇ	ㅁ	ㅎ	ㅎ	ㅂ
ㅎ	ㅆ	ㄴ	ㄱ	ㅎ	ㄷ	ㅂ	ㅎ	ㄷ	ㅂ	ㄱ	ㄷ	ㄹ
ㄴ	ㄱ	ㄹ	ㅅ	ㄱ	ㅈ	ㄱ	ㅈ	ㄷ	ㄱ	ㅎ	ㄷ	ㅂ	ㅃ
ㄱ	ㅎ	ㄷ	ㅂ	ㄱ	ㅎ	ㄷ	ㅂ	ㅎ	ㄱ	ㅎ	ㄷ	ㅂ
ㅂ	ㄷ	ㅃ	ㄸ	ㅎ	ㄷ	ㅅ	ㅁ	ㄷ	ㅎ	ㄷ	ㅈ	ㅅ
ㅍ	ㅂ	ㅇ	ㅈ	ㄷ	ㅁ	ㄱ	ㅎ	ㅂ	ㄷ	ㅍ	ㅁ	ㄱ
ㅌ	ㅁ	ㅅ	ㅁ	ㅂ	ㅅ	ㅍ	ㅌ	ㅈ	ㄱ	ㅎ	ㄷ	ㅂ

매일의 단어 문제 | 다음의 초성으로 만들 수 있는 단어를 20개 이상 적어 보세요.

[ㅅㄴ] 손님,

화요일

치매 2 - 알츠하이머병

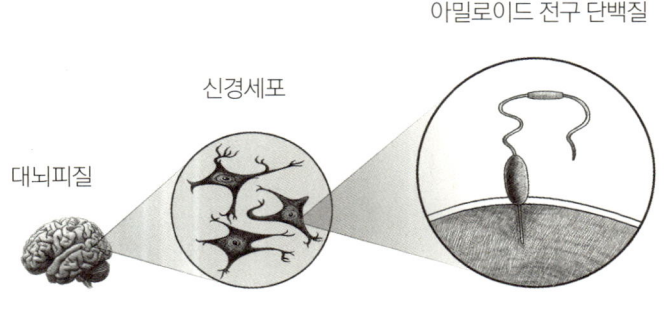

알츠하이머병은 대뇌피질에 있는 뇌세포가 손상되는 병입니다. 대뇌피질에 **기억, 언어, 방향감각, 계산, 판단력** 등 인간의 고위기능이 들어가 있으므로 여러 인지장애가 발생합니다. 왼쪽 그림과 같이 대뇌피질의 신경세포에 아밀로이드 전구 단백질이 박혀있는데 이 중의 일부가 잘못 분해되면 아밀로이드가 침착됩니다. 아밀로이드는 뇌세포를 죽입니다.

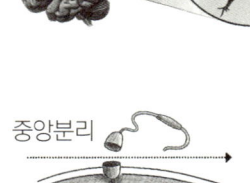 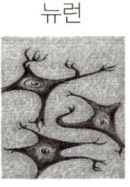 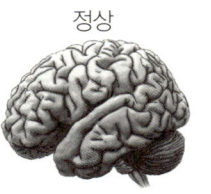 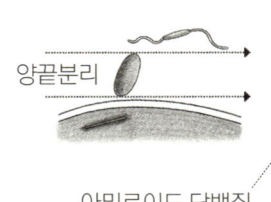 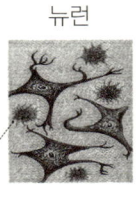 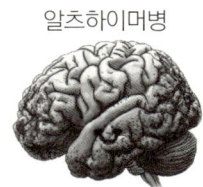

[뇌세포가 손상되는 순서]

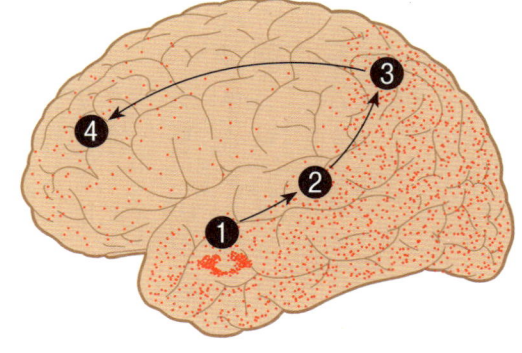

기억을 담당하는 센터인 해마 근처에서 병이 시작되므로 가장 먼저 기억력이 떨어지게 됩니다.

숫자 계산과 도형 그리기가 어려워집니다. 또한 방향감각이 둔해져서 길을 잃고 헤매기 시작합니다.

① 측두엽의 해마 → ② 측두엽의 언어 중추 → ③ 두정엽 → ④ 전두엽

적절한 단어가 떠오르지 않아 머뭇거립니다.

물건이 없어졌다며 남을 의심하고, 화를 내거나 불안, 초조, 우울, 공격적인 행동이 나타납니다.

꼭 알아두세요!

알츠하이머병의 위험요소는 다음과 같습니다. 이 모든 위험요소를 주의해야 합니다.

1. 고령　　2. 여자　　3. 저학력　　4. 가족력　　5. ApoE4 유전자　　6. 뇌외상
7. 고혈압　8. 당뇨병　9. 고지혈증　10. 흡연　　11. 심장병　　　　12. 비만, 운동부족

기억력

얼굴과 이름 및 정보 기억하기

아래 제시된 얼굴과 정보를 기억해 보세요. 얼굴 표정이나 특징을 잘 살피고 정보들 간의 연관성을 찾아 외워보기 바랍니다. 다음 장을 넘겨 빈칸에 들어갈 정보를 적어 봅시다.

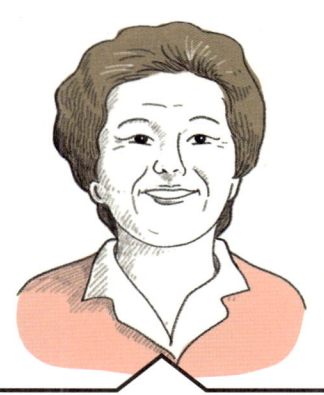

- 이름 : **김 정 순** (貞順 곧을 정, 순할 순)
- 나이 : 75세
- 고향 : 경남 남해
- 좋아하는 음식 : 해물탕, 생선 회
- 취미 : 노래 부르기
- 행복했던 순간 : 생일날 남편에게 꽃다발을 받았을 때
- 간절히 이루고 싶은 꿈 : 난타 배우기

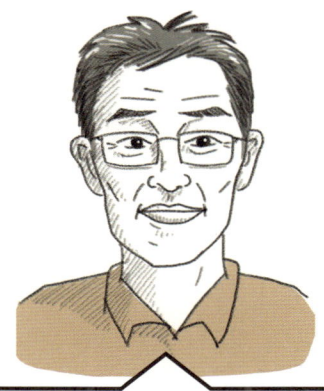

- 이름 : **강 태 원** (泰元 클 태, 으뜸 원)
- 나이 : 78세
- 고향 : 강원도 속초
- 좋아하는 음식 : 오징어 순대, 메밀국수
- 취미 : 독서
- 행복했던 순간 : 아내와 결혼 했을 때, 가족들과 다같이 식사할 때
- 간절히 이루고 싶은 꿈 : 컴퓨터 배우기

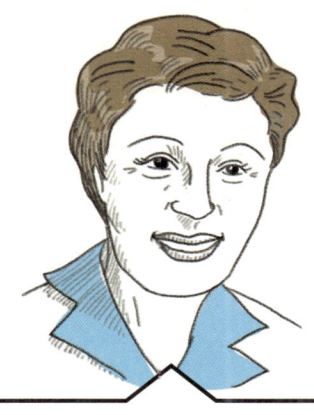

- 이름 : **임 세 화** (洗華 씻을 세, 빛날 화)
- 나이 : 69세
- 고향 : 서울
- 좋아하는 음식 : 아이스크림, 빵
- 취미 : 필라테스
- 행복했던 순간 : 남편과 한 달간 외국에서 지냈을 때
- 간절히 이루고 싶은 꿈 : 치매 어르신들을 위한 봉사자가 되는 것

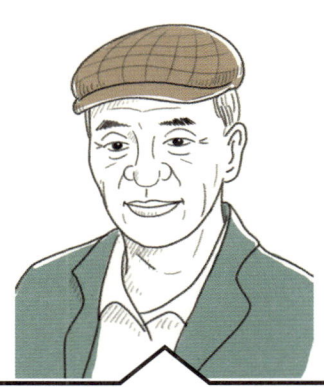

- 이름 : **주 필 모** (筆慕 붓 필, 그릴 모)
- 나이 : 82세
- 고향 : 경북 경주
- 좋아하는 음식 : 육개장
- 취미 : 걷기, 서예
- 행복했던 순간 : 아들이 대학에 합격했을 때
- 간절히 이루고 싶은 꿈 : 한번도 해보지 못한 수영을 배우는 것

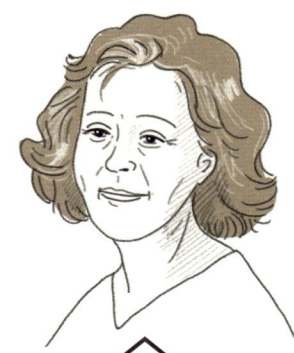

- 이름 : **조 귀 자** (貴子 귀할 귀, 아들 자)
- 나이 : 70세
- 고향 : 이북 평양
- 좋아하는 음식 : 만두, 냉면
- 취미 : 자전거 타기
- 행복했던 순간 : 손자가 태어났을 때
- 간절히 이루고 싶은 꿈 : 남편의 건강이 회복되어 같이 여행 가는 것

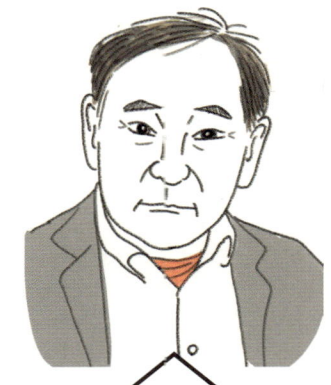

- 이름 : **최 기 산** (氣山 기운 기, 메 산)
- 나이 : 67세
- 고향 : 부산
- 좋아하는 음식 : 육회, 밀면
- 취미 : 등산
- 행복했던 순간 : 딸이 대학을 수석으로 졸업하고 좋은 회사에 취직했을 때
- 간절히 이루고 싶은 꿈 : 치매 걸리지 않고 건강하게 사는 것

얼굴과 이름 및 정보 기억하기

1. 방금 외웠던 얼굴을 기억하면서 다음에 제시된 사람의 이름을 적어보세요.

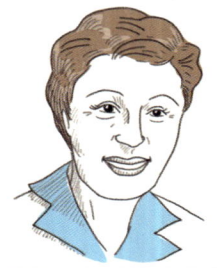 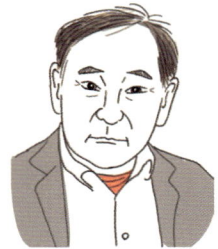 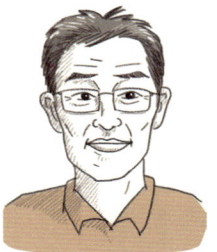 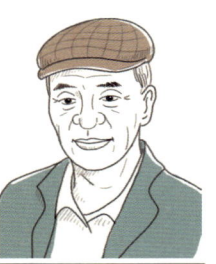 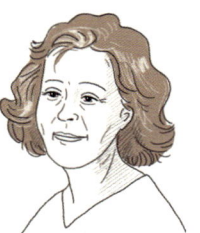 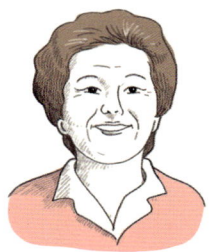

| 임○○ | 최○○ | 강○○ | | | |

2. 간절히 이루고 싶은 꿈 내용을 보고 누구의 것인지 생각해 보세요.
   그 사람의 정보를 찾아 선으로 연결하세요.

컴퓨터 배우기	•	•	75세 여성
치매 걸리지 않고 건강하게 사는 것	•	•	82세 남성
난타 배우기	•	•	67세 남성
수영 배우기	•	•	69세 여성
남편의 건강이 회복되어 같이 여행 가는 것	•	•	78세 남성
치매 어르신들을 위한 봉사자가 되는 것	•	•	70세 여성

매일의 단어 문제 | 다음 제시된 초성을 보고 악기 이름을 맞혀 보세요.

〈예시〉 ㅂㅇ라 → 비올라

1. ㅍㄹㅌ
2. ㅂㅏㅇㅇㄹ
3. ㅊㄹ
4. ㅌㄹㅇㅇ글
5. 심ㅂㅈ
6. ㄱㅌ
7. ㅋㅏㄹㄹ넷
8. ㅍㅇㄴ
9. 아ㅋㄷ언
10. ㅌㅂㄹ

얼굴과 이름 및 정보 기억하기

앞에서 기억한 것들을 다시 떠올려 볼까요?
얼굴과 이름 및 나머지 정보를 보고 빈칸에 들어갈 알맞은 말을 채워 넣어 보세요.

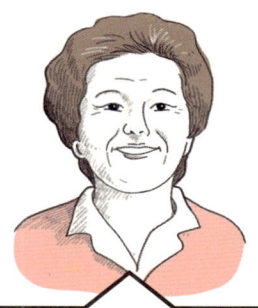

- 이름 : **김 정 순** (貞順 곧을 정, 순할 순)
- 나이 : 75세
- 고향 : (   )
- 좋아하는 음식 : 해물탕, (   )
- 취미 : (   )
- 행복했던 순간 : 생일날 남편에게 (   )을 받았을 때
- 간절히 이루고 싶은 꿈 : 난타 배우기

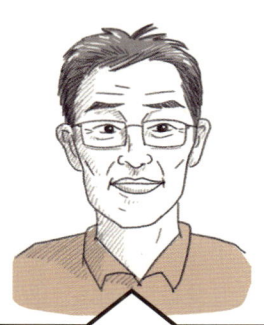

- 이름 : **강 태 원** (泰元 클 태, 으뜸 원)
- 나이 : 78세
- 고향 : (   )
- 좋아하는 음식 : (   ), 메밀국수
- 취미 : (   )
- 행복했던 순간 : (   ), 가족들과 다같이 식사할 때 행복하다
- 간절히 이루고 싶은 꿈 : 컴퓨터 배우기

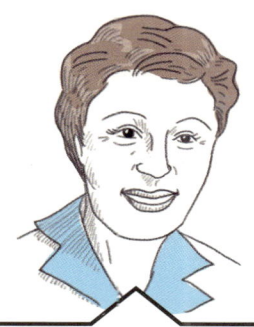

- 이름 : **임 세 화** (洗華 씻을 세, 빛날 화)
- 나이 : 69세
- 고향 : (   )
- 좋아하는 음식 : (   ), 빵
- 취미 : (   )
- 행복했던 순간 : (   ) 지냈을 때
- 간절히 이루고 싶은 꿈 : 치매 어르신들을 위한 봉사자가 되는 것

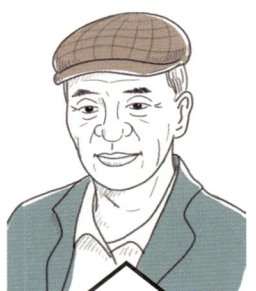

- 이름 : **주 필 모** (筆慕 붓 필, 그릴 모)
- 나이 : 82세
- 고향 : (   )
- 좋아하는 음식 : (   )
- 취미 : 걷기, (   )
- 행복했던 순간 : 아들이 (   )
- 간절히 이루고 싶은 꿈 : 한번도 해보지 못한 수영을 배우는 것

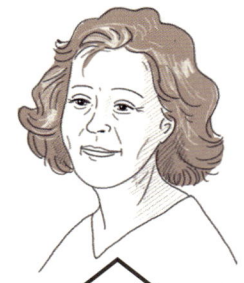

- 이름 : **조 귀 자** (貴子 귀할 귀, 아들 자)
- 나이 : 70세
- 고향 : (   )
- 좋아하는 음식 : (   ), 냉면
- 취미 : (   )
- 행복했던 순간 : 손자가 (   )
- 간절히 이루고 싶은 꿈 : 남편의 건강이 회복되어 같이 여행 가는 것

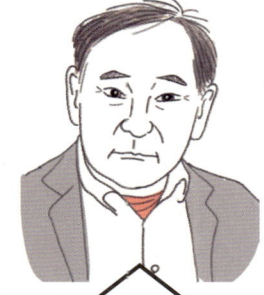

- 이름 : **최 기 산** (氣山 기운 기, 메 산)
- 나이 : 67세
- 고향 : (   )
- 좋아하는 음식 : (   ), 밀면
- 취미 : (   )
- 행복했던 순간 : 딸이 대학을 수석으로 졸업하고 (   )
- 간절히 이루고 싶은 꿈 : 치매 걸리지 않고 건강하게 사는 것

생각나는 학창시절 친구의 이름을 모두 적어 보세요.

치매 2 - 알츠하이머병 / 문제

수요일

1. 다음 빈칸에 알맞은 단어를 적어 보세요.

   1) 치매의 대표적 원인 질환은 혈관성 치매와 _____ 병입니다.

   2) 알츠하이머병은 대뇌피질에 있는 _____ 가 손상되는 병입니다.

   3) 대뇌피질에 기억, ___ㅇㅇ___, __방ㅎ감ㄱ__, ___계ㅅ___, __ㅍㄷ력__ 등 인간의 고위 인지기능이 들어가 있습니다.

   4) 대뇌피질의 신경세포에 _____ 전구 단백질이 박혀있습니다.

2. 다음 중 알츠하이머병이 잘 걸리는 위험요소를 찾아서 모두 동그라미 치세요.

		ApoE4 유전자		고령	
근육통	뇌외상		운동부족		심장병
		안면경련	저학력		비만
위궤양			고혈압		
	흡연	당뇨병		머리떨림	고지혈증
	가족력		여자		

3. 알츠하이머병에서 병이 진행하는 순서입니다. 뇌손상이 진행하는 순서대로 알맞은 뇌 영역과 나타나는 증상을 찾아 줄을 그어 보세요.

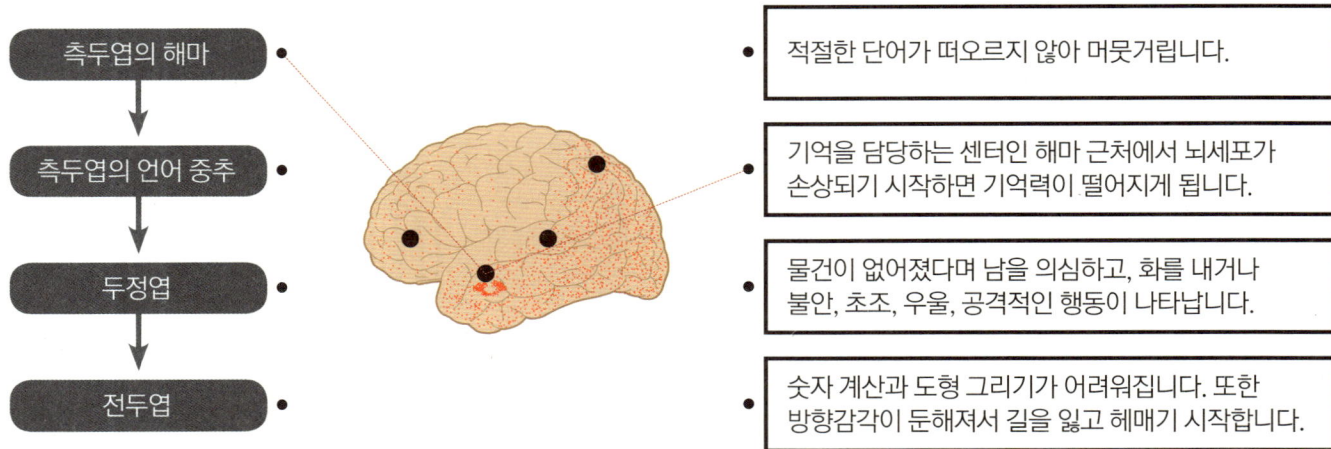

측두엽의 해마 → 측두엽의 언어 중추 → 두정엽 → 전두엽

- 적절한 단어가 떠오르지 않아 머뭇거립니다.
- 기억을 담당하는 센터인 해마 근처에서 뇌세포가 손상되기 시작하면 기억력이 떨어지게 됩니다.
- 물건이 없어졌다며 남을 의심하고, 화를 내거나 불안, 초조, 우울, 공격적인 행동이 나타납니다.
- 숫자 계산과 도형 그리기가 어려워집니다. 또한 방향감각이 둔해져서 길을 잃고 헤매기 시작합니다.

위에서 본 모양

왼쪽에 블록들이 쌓여 있습니다. 블록들을 위에서 내려다봤을 때 어떻게 보일지 생각해 보고, 오른쪽 빈칸에 모양과 색깔에 맞게 색칠해 보세요.

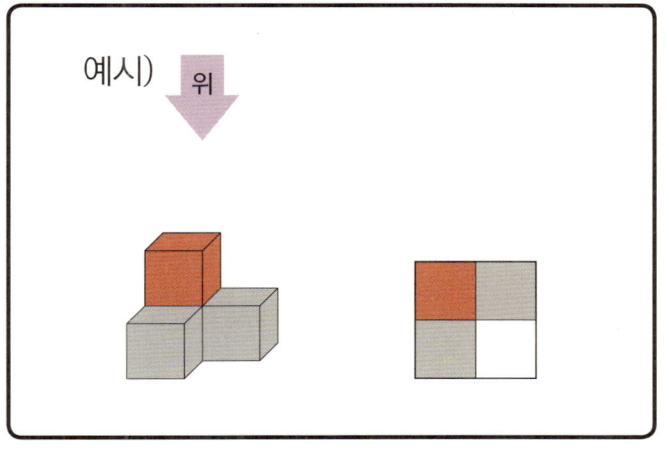

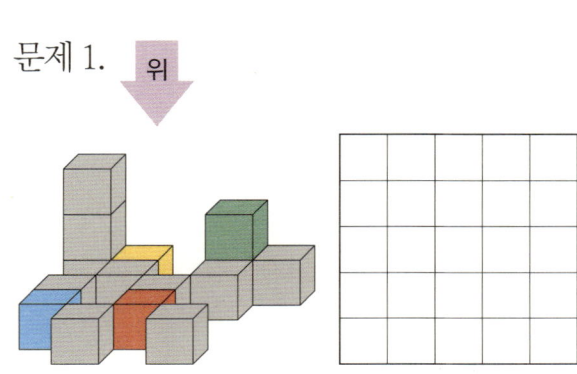

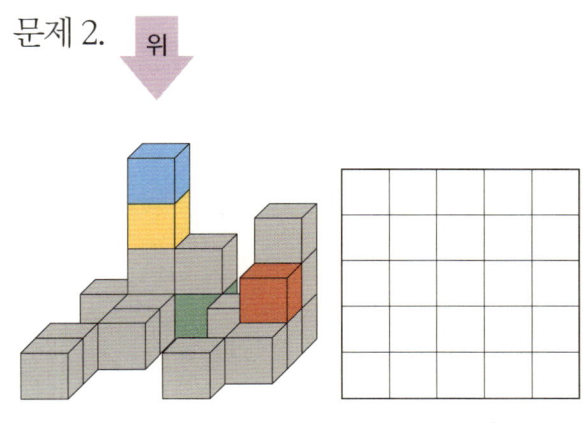

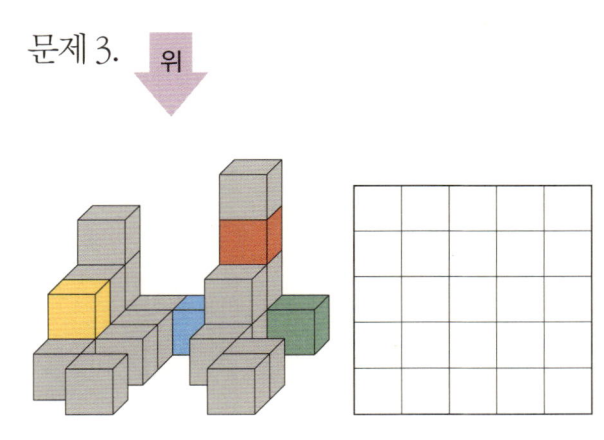

매일의 단어 문제 | 두 글자씩 짝을 지어 단어를 만들어 보세요. (글자는 중복해서 사용해도 됩니다)

```
명        미
   국  석
정  호     혼
       칭  행
자  수  사
```

국수

목요일

치매예방수칙 / 컬러링

07-3-1

아래 그림은 치매 예방을 위한 인지건강 수칙 〈진인사대천명〉+3고 입니다.
선을 따라 그리면서 7가지 수칙을 꼭 마음에 숙지하세요. 색칠도 예쁘게 해보세요.

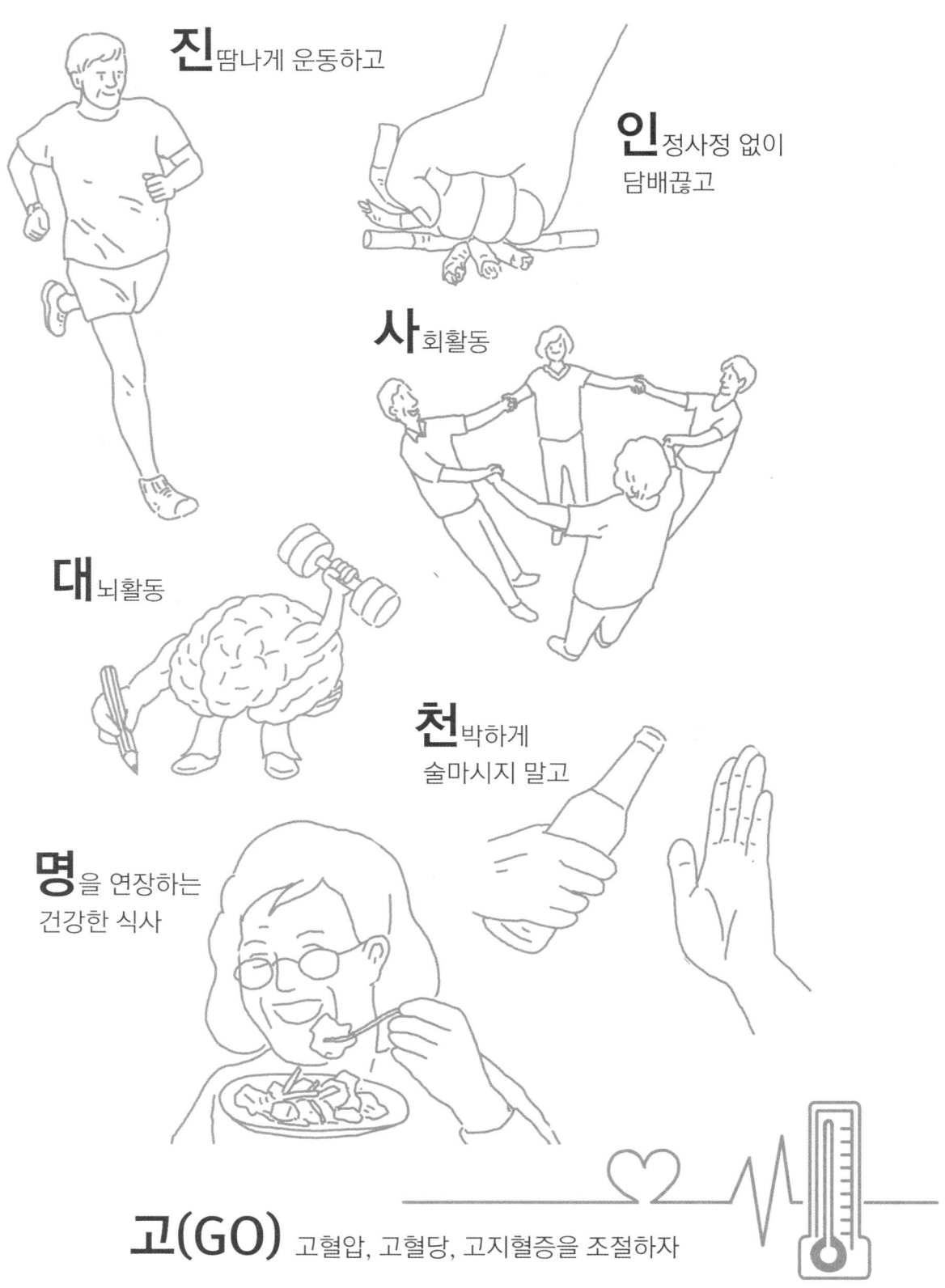

진 땀나게 운동하고

인 정사정 없이 담배끊고

사 회활동

대 뇌활동

천 박하게 술마시지 말고

명 을 연장하는 건강한 식사

고(GO) 고혈압, 고혈당, 고지혈증을 조절하자

암호 계산

아래 표와 같이 모양마다 정해진 숫자가 있습니다. 모양마다 정해진 숫자를 대입하여 계산해 보세요.
두 개의 모양이 연달아 붙어 있으면 두 자리 숫자, 세 개의 모양이 연달아 붙어 있으면 세 자리 숫자가 됩니다.

◎	●	◐	◑	▲	△	▶	▷	▼	▽
0	1	2	3	4	5	6	7	8	9

예시) ●● × △ =　　　　　▲▲ ÷ (▼ + ◑) =
　　　11 × 5 = 55　　　　44 ÷ (8 + 3) = 4

1. ▽△ + ▲▼ + ◑◐ =

2. ▷▼ - ▲▲ - ◑◐ =

3. ▶▶● + ▽ + ◐◎ =

4. △▷ + ▲▽ + ● ◎ - △▲ =

5. ●●● - ▽▽ + ▼ ▽ =

6. ◐◑◎ - ▲▶ - ◑◐▷ =

7. (●●◐ - ▶▶) ÷ (●● - ▼) =

8. (◑●● + ▶◎) ÷ (△ + ◑) =

9. (△▷ + ▲◐ - ●◎◎) × ▷▲● =

10. (●▷▷ - ●▶) ÷ (●● + ●◐) =

11. (▲▲ × ▶) - (●◐ × ◐●) =

12. (●● × ●▽) + (▽ × ▽) =

매일의 단어 문제 | 다음의 초성으로 만들 수 있는 단어를 20개 이상 적어 보세요.

[ㅅㅅ] 사실,

금요일

일주일 정리

이번 한 주 내가 한 일들을 떠올려 보세요. 기억력 향상에 많은 도움이 됩니다.

월 :

화 :

수 :

목 :

금 :

이번 주 만난 사람 :

나의 긍정 점수

지난 한 주 만난 사람, 주위 사람들을 떠올리고 한 사람씩 평가해 보세요.
그 평가가 바로 당신의 긍정 정도를 말해 줍니다.

대상 |

점수 |
(100점 만점)

도형 추론

도형을 잘 보고 일정한 규칙을 발견하여 빈 칸에 들어갈 알맞은 것을 아래 보기에서 골라 보세요.

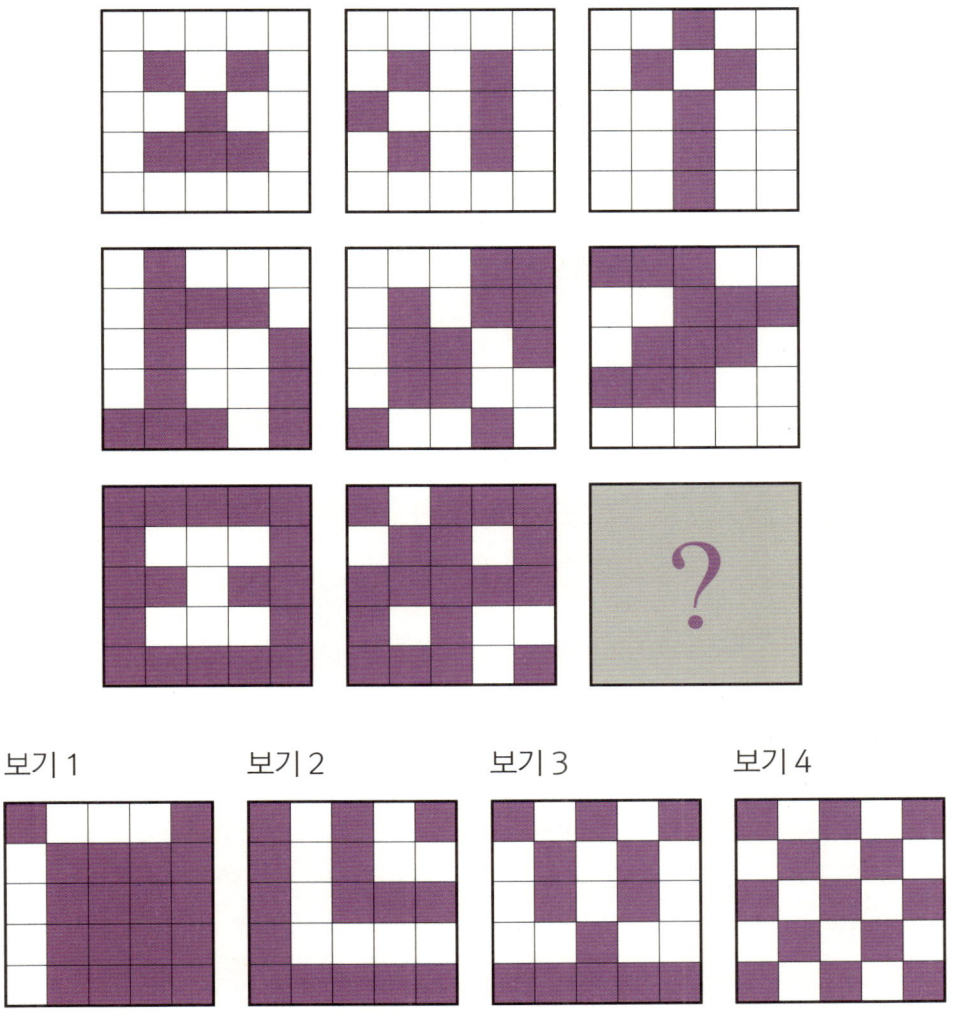

매일의 단어 문제	다음 제시된 초성을 보고 악기 이름을 맞혀 보세요.

〈예시〉 ㅂㅇ라 → 비올라

1. ㅈ구
2. ㅂ
3. ㄱㅇㄱ
4. ㄱㅁ고
5. ㄲㄱㄹ

6. 단ㅅ
7. ㅌㅍ소
8. ㅈ
9. ㅌㅅ
10. ㄷ금

7주 # [정답]

07-1 [주의집중력 _ 같은 글자 찾기]

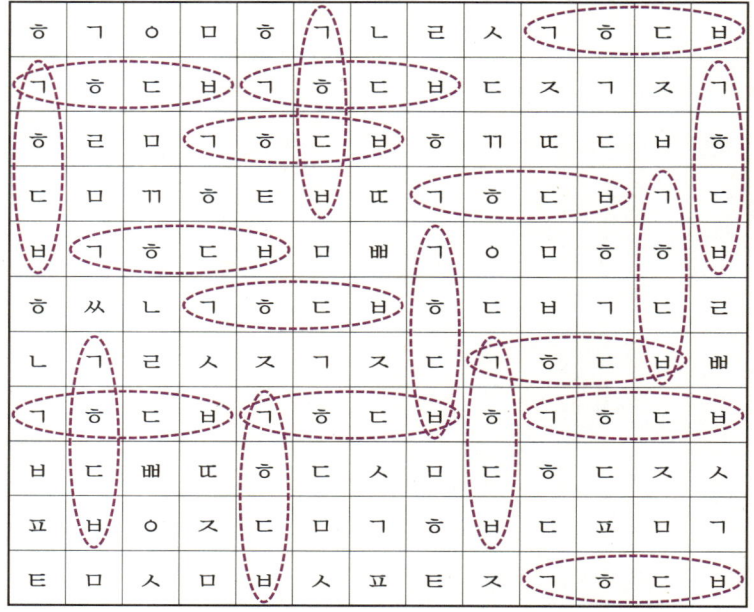

[매일의 단어 문제]

사내, 사냥, 사념, 상납, 상냥, 상념, 상놈, 상농, 새눈, 샌님, 생년, 서남, 서넛, 서녘, 서늘, 선납, 선녀, 설날, 성남, 성냥, 성녀, 성년, 성능, 세납, 세뇌, 소녀, 소년, 소농, 소뇌, 속내, 손날, 손녀, 손님, 쇤네, 송년, 수난, 수납, 수녀, 수놈, 수뇌, 수능, 숙녀, 숭늉, 스님, 승낙, 시내, 시녀, 시누, 시늉, 신년, 신념, 실눈 등 기타 다른 단어도 있습니다.

07-2-1 [기억력 _ 얼굴과 이름 및 정보 기억하기]

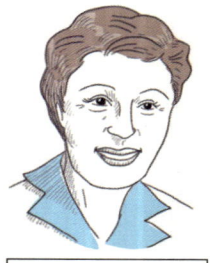	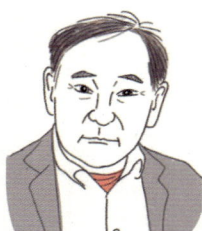	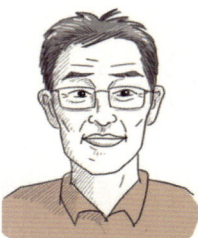	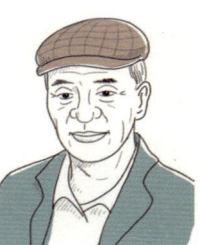	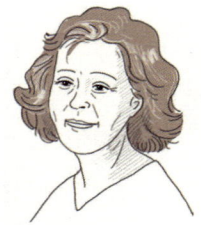	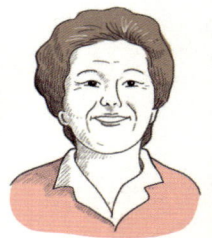
임세화	최기산	강태원	주필모	조귀자	김정순

- 컴퓨터 배우기 — 69세 여성
- 치매 걸리지 않고 건강하게 사는 것 — 82세 남성
- 난타 배우기 — 70세 여성
- 수영 배우기 — 67세 남성
- 남편의 건강이 회복되어 같이 여행 가는 것 — 75세 여성
- 치매 어르신들을 위한 봉사자가 되는 것 — 78세 남성

[매일의 단어 문제]

1. 플루트
2. 바이올린
3. 첼로
4. 트라이앵글
5. 심벌즈
6. 기타
7. 클라리넷
8. 피아노
9. 아코디언
10. 탬버린

07-2-2 [기억력 _ 얼굴과 이름 및 정보 기억하기]

- 이름 : **김 정 순** (貞順 곧을 정, 순할 순)
- 나이 : 75세
- 고향 : (경남 남해)
- 좋아하는 음식 : 해물탕, (생선 회)
- 취미 : (노래 부르기)
- 행복했던 순간 : 생일날 남편에게 (꽃다발)을 받았을 때
- 간절히 이루고 싶은 꿈 : 난타 배우기

- 이름 : **강 태 원** (泰元 클 태, 으뜸 원)
- 나이 : 78세
- 고향 : (강원도 속초)
- 좋아하는 음식 : (오징어 순대), 메밀국수
- 취미 : (독서)
- 행복했던 순간 : (아내와 결혼 했을 때), 가족들과 다같이 식사할 때 행복하다
- 간절히 이루고 싶은 꿈 : 컴퓨터 배우기

- 이름 : **임 세 화** (洗華 씻을 세, 빛날 화)
- 나이 : 69세
- 고향 : (서울)
- 좋아하는 음식 : (아이스크림), 빵
- 취미 : (필라테스)
- 행복했던 순간 : (남편과 한 달간 외국에서) 지냈을 때
- 간절히 이루고 싶은 꿈 : 치매 어르신들을 위한 봉사자가 되는 것

- 이름 : **주 필 모** (筆慕 붓 필, 그릴 모)
- 나이 : 82세
- 고향 : (경북 경주)
- 좋아하는 음식 : (육개장)
- 취미 : 걷기, (서예)
- 행복했던 순간 : 아들이 (대학에 합격했을 때)
- 간절히 이루고 싶은 꿈 : 한번도 해보지 못한 수영을 배우는 것.

- 이름 : **조 귀 자** (貴子 귀할 귀, 아들 자)
- 나이 : 70세
- 고향 : (이북 평양)
- 좋아하는 음식 : (만두), 냉면
- 취미 : (자전거 타기)
- 행복했던 순간 : 손자가 (태어났을 때)
- 간절히 이루고 싶은 꿈 : 남편의 건강이 회복되어 같이 여행 가는 것

- 이름 : **최 기 산** (氣山 기운 기, 메 산)
- 나이 : 67세
- 고향 : (부산)
- 좋아하는 음식 : (육회), 밀면
- 취미 : (등산)
- 행복했던 순간 : 딸이 대학을 수석으로 졸업하고 (좋은 회사에 취직했을 때)
- 간절히 이루고 싶은 꿈 : 치매 걸리지 않고 건강하게 사는 것

07-2-3 [치매 2 - 알츠하이머병 문제]

1. 1) 알츠하이머, 2) 뇌세포, 3) 언어, 방향감각, 계산, 판단력, 4) 아밀로이드
2. 고령, 여자, 저학력, 가족력, ApoE4 유전자, 뇌외상, 고혈압, 당뇨병, 고지혈증, 흡연, 심장병, 비만, 운동부족
3.

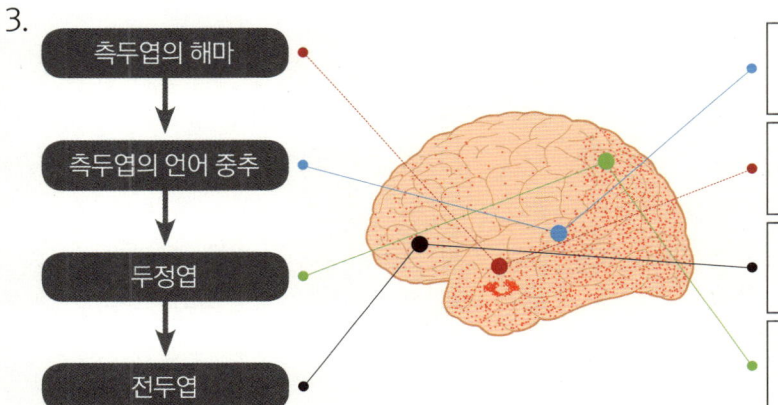

측두엽의 해마 → 측두엽의 언어 중추 → 두정엽 → 전두엽

- 적절한 단어가 떠오르지 않아 머뭇거립니다.
- 기억을 담당하는 센터인 해마 근처에서 뇌세포가 손상되기 시작하면 기억력이 떨어지게 됩니다.
- 물건이 없어졌다며 남을 의심하고, 화를 내거나 불안, 초조, 우울, 공격적인 행동이 나타납니다.
- 숫자 계산과 도형 그리기가 어려워집니다. 또한 방향감각이 둔해져서 길을 잃고 헤매기 시작합니다.

7주 [정답]

07-3 [시공간 능력 _ 위에서 본 모양]

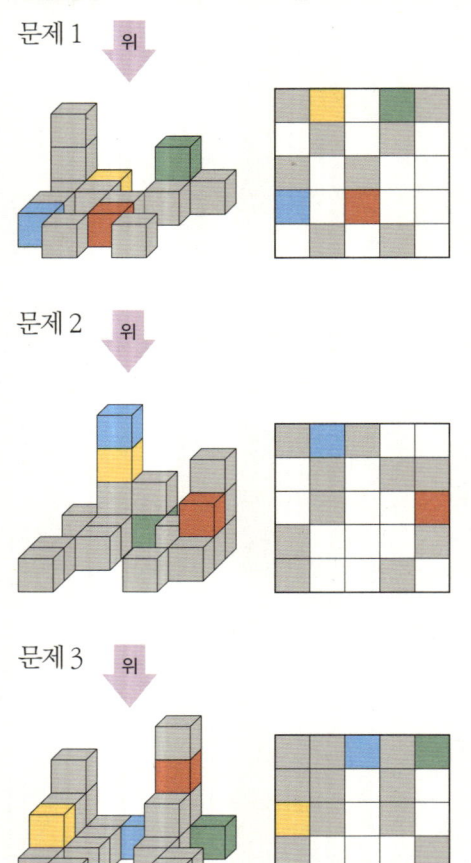

[매일의 단어 문제]

국명, 국사, 국수, 국자, 국정, 국호, 국혼, 명국, 명사, 명석, 명수, 명자, 명정, 명칭, 명호, 명혼, 미국, 미명, 미사, 미수, 미정, 미행, 미혼, 사국, 사명, 사미, 사석, 사수, 사자, 사정, 사칭, 사행, 사호, 석명, 석사, 석수, 석자, 석호, 수국, 수명, 수미, 수사, 수석, 수정, 수행, 수호, 자국, 자명, 자사, 자석, 자수, 자정, 자칭, 자행, 자호, 정국, 정명, 정미, 정사, 정석, 정수, 정자, 정행, 정혼, 칭명, 칭사, 칭수, 칭호, 행사, 행수, 행자, 행정, 호수, 호국, 호명, 호미, 호사, 호자, 호정, 호칭, 호행, 혼명, 혼미, 혼사, 혼수, 혼자, 혼칭, 혼행 등 기타 다른 단어도 있습니다.

07-3-1 [치매예방수칙 / 컬러링]

(정답은 따로 없습니다.)

07-4 [계산력 _ 암호 계산]

1. 95 + 48 + 23 = 166
2. 78 − 44 − 32 = 2
3. 661 + 9 + 30 = 700
4. 57 + 49 + 10 − 54 = 62
5. 111 − 99 + 89 = 101
6. 320 − 46 − 227 = 47
7. (123 − 66) ÷ (11 − 8) = 19
8. (311 + 60) ÷ (5 + 2) = 53
9. (57 + 43 − 100) X 741 = 0
10. (177 − 16) ÷ (11 + 12) = 7
11. (44 X 6) − (12 X 22) = 0
12. (11 X 19) + (9 X 9) = 290

[매일의 단어 문제]

사살, 사상, 사색, 사서, 사석, 사선, 사설, 사소, 사손, 사수, 사슬, 사슴, 사시, 사신, 사실, 사심, 삭신, 산삼, 산성, 산세, 산소, 산수, 살사, 살색, 살수, 삽시, 상사, 상상, 상생, 상세, 상석, 상설, 상소, 상속, 상쇄, 상쇠, 상수, 상술, 상습, 상승, 상식, 새순, 색상, 색시, 생사, 생선, 생성, 생소, 생수, 생식, 생신, 서사, 서생, 서산, 서설, 서식, 서신, 석사, 석상, 석쇠, 석수, 선사, 선산, 선상, 선생, 선서, 선수, 선술, 선심, 설사, 설산, 섬세, 성사, 성서, 성수, 성실, 세상, 세속, 세수, 세습, 세시, 세심, 소생, 소설, 소속, 소손, 소송, 소수, 소스, 소식, 속살, 속상, 속성, 속셈, 손상, 손수, 송사, 수사, 수삼, 수상, 수색, 수석, 수선, 수성, 수소, 수송, 수순, 수술, 수시, 수식, 수심, 숙소, 숙성, 순사, 순산, 순서, 숭상, 습성, 습식, 승사, 승소, 시사, 시샘, 시선, 시설, 시세, 시소, 시술, 시신, 식사, 식수, 신사, 신생, 신선, 신설, 신세, 신속, 신수, 신심, 실상, 실세, 실속, 실손, 실수, 실시 등 기타 다른 단어도 있습니다.

07-5 [전두엽 기능 _ 도형 추론]

보기 1 : 가로줄 별로 색칠 된 칸의 개수가 같습니다. 첫 번째 가로줄은 6칸, 두 번째 가로줄은 12칸, 세 번째 가로줄은 18칸이 색칠되어 있습니다. 따라서 빈칸에는 18칸이 색칠되어있는 보기 1번이 들어가야 합니다.

[매일의 단어 문제]

1. 장구
2. 북
3. 가야금
4. 거문고
5. 꽹과리
6. 단소
7. 태평소
8. 징
9. 퉁소
10. 대금

월요일

일주일 계획

이번 일주일을 생각하며 해야 할 일들을 정리해 보세요.

꼭 해야 할 일들 :

월 :

화 :

수 :

목 :

금 :

중요한 약속 / 만날 사람 :

재미난 계획 :

머릿속 한글 세상

속담의 앞부분과 뒷부분이 제시되어있습니다. 속담의 전체를 머릿속으로 떠올리고, 글자 안에 사선이 몇 개인지 세어 보세요. 여기서 말하는 사선은 ㅈ, ㅊ, ㅅ에 있는 벌어진 선을 말합니다. 가능한 종이에 적지 말고 머릿속으로 생각해 보세요.

예시) 작은 고 _____ 맵다 ➡ (4 개)

작은 고추가 더 맵다

문제 1. **사공이** _____ 간다 ➡ (개)

문제 2. **자라보고** _____ 놀란다 ➡ (개)

문제 3. **닭 쫓던** _____ 듯 한다 ➡ (개)

문제 4. **남의 잔치** _____ 한다 ➡ (개)

문제 5. **낮말은** _____ 듣는다 ➡ (개)

매일의 단어 문제 | 다음의 초성으로 만들 수 있는 단어를 20개 이상 적어 보세요.

[ㅅ ㄷ] 식당,

화요일

파킨슨병

파킨슨병은 뇌에서 신호를 전달하는 물질인 **도파민 부족**으로 생기는 병입니다. 도파민은 뇌간 중뇌에 위치한 **흑질에 있는 도파민 분비세포**에서 분비되어 기저핵의 줄무늬체에 도달합니다. 이 **도파민 경로**는 운동기능을 조절하는데 매우 중요한 역할을 합니다. 흑질에 있는 도파민 분비세포가 일찍 퇴화되어 도파민이 분비되지 못하면 운동 조절 기능에 문제가 발생합니다. 도파민의 이동경로에 대해 알아보겠습니다!!

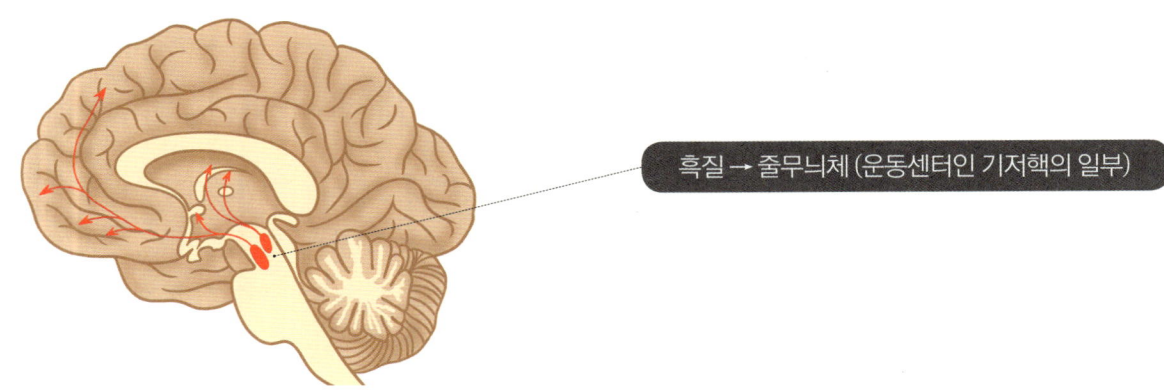

흑질 → 줄무늬체 (운동센터인 기저핵의 일부)

파킨슨병의 주요 증상은 손발이 떨리고, 몸이 경직되고, 행동이 느려지는 것입니다. 자세가 앞으로 구부정해지며, 종종걸음을 걷습니다. 변비, 잠꼬대, 후각 장애, 우울증을 동반하는 경우도 많습니다.

[파킨슨병 4대 증상]

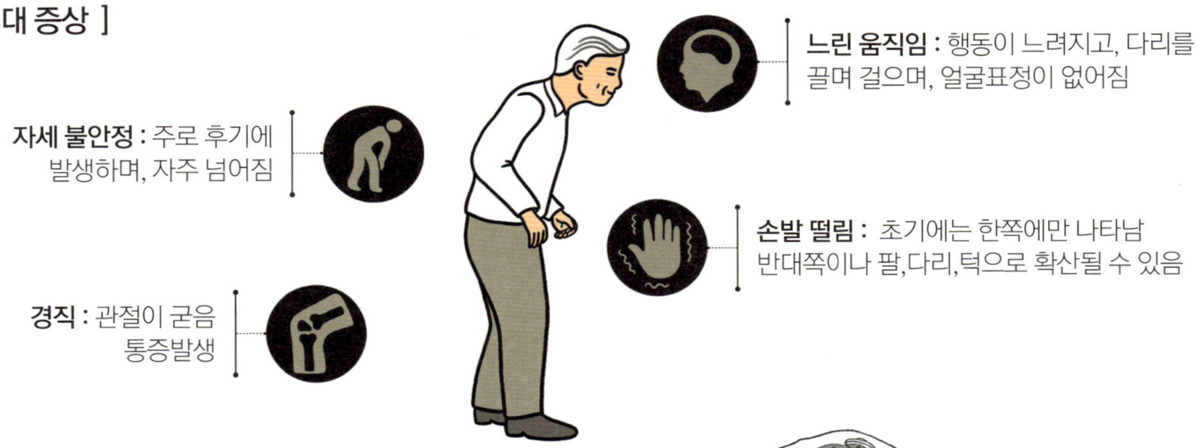

느린 움직임 : 행동이 느려지고, 다리를 끌며 걸으며, 얼굴표정이 없어짐

자세 불안정 : 주로 후기에 발생하며, 자주 넘어짐

손발 떨림 : 초기에는 한쪽에만 나타남 반대쪽이나 팔, 다리, 턱으로 확산될 수 있음

경직 : 관절이 굳음 통증발생

치료법에는 도파민 관련 약물치료가 있고, **뇌심부자극술**(Deep brain stimulation, DBS)이라는 수술을 통하여 특정뇌부위에 전기자극을 주어서 증상을 완화시키는 방법이 있습니다. 운동요법, 작업치료, 언어치료, 물리치료도 병행합니다.

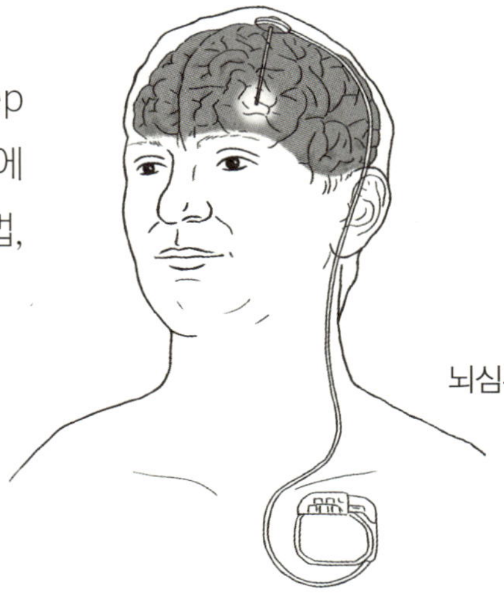

뇌심부자극술

[삼성서울병원 뇌신경센터 : 윤진영 교수 감수]

이야기 기억하기

돈과 체력의 문제가 모두 해결된다면 꼭 하고 싶은 일이 무엇인가요? 아래 글을 여러 번 읽으면서 보라색으로 표시한 단어를 기억해 보세요. 다음 장을 넘겨 빈칸에 들어갈 단어를 채워 넣어 봅시다.

우리 세대 여자들은 해본 것보다 안 해 본 것이 더 많은 세대이다. 그래서 해 보고 싶은 게 더 많다. 그러나 다 접고 소통이 잘 되는 친구 세 명과 캠핑카를 타고 국내 여행을 하고 싶다. 대화가 나누어지지 않기 위해 네 명보다는 세 명이 좋겠고, 말이 통하지 않는 외국보다는 우리나라가 좋겠다. 시간에 쫓기지 않고 머물고 싶을 때까지 머물다 다른 곳으로 이동하고, 그곳의 장날도 구경하고, 맛 집도 가보고, 자급자족할 수 있는 곳에서는 현지 조달도 하고, 풍경도 감상하고, 그림도 한 장 그리고 싶다. 친구랑 추억이 담긴 이야기도 꺼내보고, 앞으로 삶에 있어 중요한 이야기, 예를 들면 어떻게 생을 잘 마감할 것인가에 대해 생각해보고 싶다. 생각하는 것이 싫어지면 여태 한 번도 취해 보지 못한 술을 먹고 정신이 잃을 만큼 취해보고 싶다. 어디에도 얽매이지 않고 나만의 시간을 한 달만 가져 보면 참 좋을 것 같다. 요즘 TV에서 어떤 연예인 가족이 몽골에서 휴가를 보내고 있는 것을 보았는데, 완전히 다른 곳을 경험해보는 것도 참 좋은 일인 것 같다. 화장실도 없고, 먹는 것, 자는 것, 기후도 완전히 다른 곳….

얼마 전, 내가 한 달 동안 배운 우쿨렐레 악기를 손자들에게 가르쳐 주려고 하는데, 외손녀가 "할머니 뭐 하시다 이제 악기를 배워요?"라는 말에 여태까지 당당한 척 살았던 내 모습이 순간 나락으로 떨어지는 처참한 경험을 했다. 그래도 당황하지 않고 "야 이년아 우리 때는 이런 거 없었어"라고 말하고 손녀에게 우쿨렐레를 가르쳐 주는데 손녀는 내가 한 달 동안 배운 것을 한번 듣고 금방 따라 하는 것이 아닌가…똘똘하고 예쁜 손녀 모습에 내가 설자리가 아니구나 싶었다.

76세 박귀자님 〈꼭 하고 싶은 일은?〉에세이

이야기 기억하기

앞에서 읽은 글을 떠올리면서 빈칸에 들어갈 알맞은 말을 적어 보세요.

우리 세대 여자들은 해본 것보다 안 해 본 것이 더 많은 세대이다. 그래서 해 보고 싶은 게 더 많다. 그러나 다 접고 (   )이 잘 되는 친구 (   )명과 캠핑카를 타고 (   ) 여행을 하고 싶다. 대화가 나누어지지 않기 위해 네 명보다는 (   ) 명이 좋겠고, 말이 통하지 않는 외국보다는 (   )가 좋겠다. 시간에 쫓기지 않고 머물고 싶을 때까지 머물다 다른 곳으로 이동하고, 그곳의 (   )도 구경하고, 맛 집도 가보고, (   )할 수 있는 곳에서는 현지 조달도 하고, (   )도 감상하고, (   ) 싶다. 친구랑 추억이 담긴 이야기도 꺼내보고, 앞으로 삶에 있어 중요한 이야기, 예를 들면 (   )에 대해 생각해보고 싶다. 생각하는 것이 싫어지면 여태 한 번도 취해 보지 못한 (   )을 먹고 정신이 잃을 만큼 취해보고 싶다. 어디에도 얽매이지 않고 나만의 시간을 한 달만 가져 보면 참 좋을 것 같다. 요즘 TV에서 어떤 연예인 가족이 (   )에서 휴가를 보내고 있는 것을 보았는데, 완전히 다른 곳을 경험해보는 것도 참 좋은 일인 것 같다. (   )도 없고, (   ), (   ), (   )도 완전히 다른 곳…

얼마 전, 내가 한 달 동안 배운 (   ) 악기를 손자들에게 가르쳐 주려고 하는데, (   )가 "할머니 뭐 하시다 이제 악기를 배워요?"라는 말에 여태까지 당당한 척 살았던 내 모습이 순간 나락으로 떨어지는 처참한 경험을 했다. 그래도 당황하지 않고 "야 이년아 우리 때는 이런 거 없었어"라고 말하고 손녀에게 (   )를 가르쳐 주는데 손녀는 내가 한 달 동안 배운 것을 한번 듣고 금방 따라 하는 것이 아닌가…똘똘하고 예쁜 손녀 모습에 내가 설자리가 아니구나 싶었다.

76세 박귀자님 〈꼭 하고 싶은 일은?〉에세이

나만의 에세이 작성하기

돈과 체력이 모두 해결된다면 꼭 하고 싶은 일이 무엇인지 아래 자세하게 적어 보세요.

매일의 단어 문제 | 다음 제시된 초성을 보고 도형 이름을 맞혀 보세요.

〈예시〉 ㅅㄱ형 → 삼각형

1. ㄷㄱㄹㅁ
2. ㅁㄹㅁ
3. ㅅㄷㄹㄲ
4. ㅍㅎㅅ변ㅎ
5. ㅅㅁ
6. ㄴㅁ
7. ㅈㄱ삼ㄱㅎ
8. ㅈㅇ면ㅊ
9. ㅇㄱㄷ
10. ㅌㅇㅎ

파킨슨병 / 문제

수요일

08-2-3

1. 다음 빈칸에 알맞은 단어를 써넣으세요.

   1) 파킨슨병은 세포와 세포 사이 신호를 전달하는 _____ 이 부족해서 생기는 병입니다.

   2) 도파민은 뇌간 중뇌에 위치한 _____ 에서 분비되며, 이 부위는 _____ 기능을 조절하는데 매우 중요한 역할을 합니다.

2. 도파민의 이동경로를 빨간색을 그려보세요.

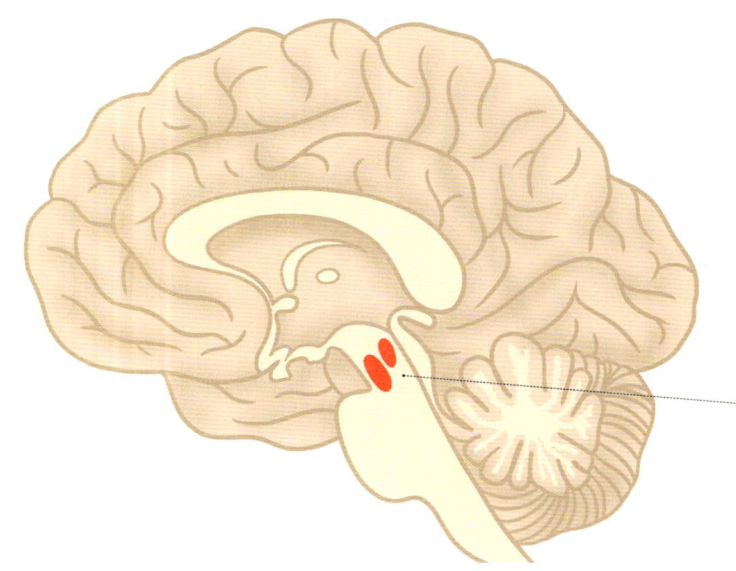

흑질 → 줄무늬체 (운동센터인 기저핵의 일부)

3. 다음 중 파킨슨병 4대 증상을 찾아 모두 동그라미 표시하세요.

안면경련	손발 떨림	고집이 세짐		판단력 저하
			자세 불안정	기억력 저하
경직		환청	느린 움직임	

4. 파킨슨 병 치료법에는 수술을 통하여 특정 뇌부위에 전기자극을 주어서 증상을 완화시키는 방법이 있습니다. 이러한 수술 치료를 무엇이라고 하나요?

정답 : _____

시공간 능력

칠교 놀이

제시된 모양과 같은 모양이 되도록 조각 판에서 정확한 위치를 찾아 색칠하세요.

문제 1.

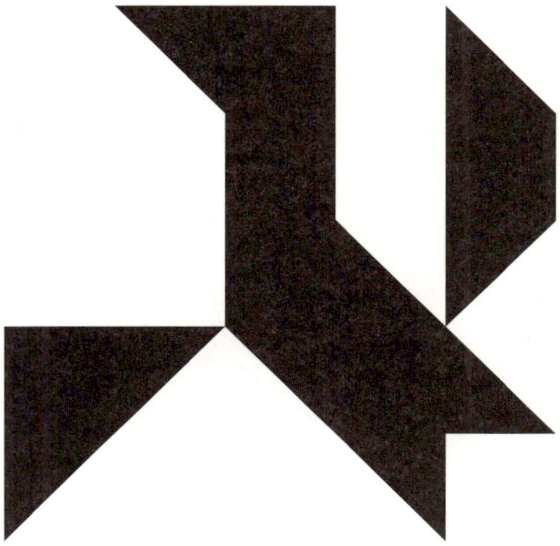

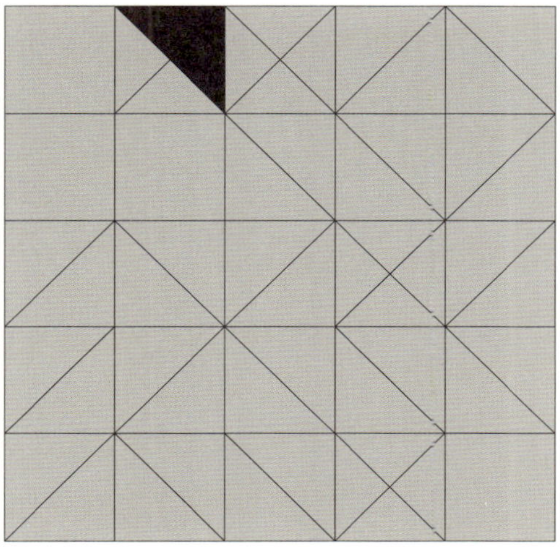

문제 2.

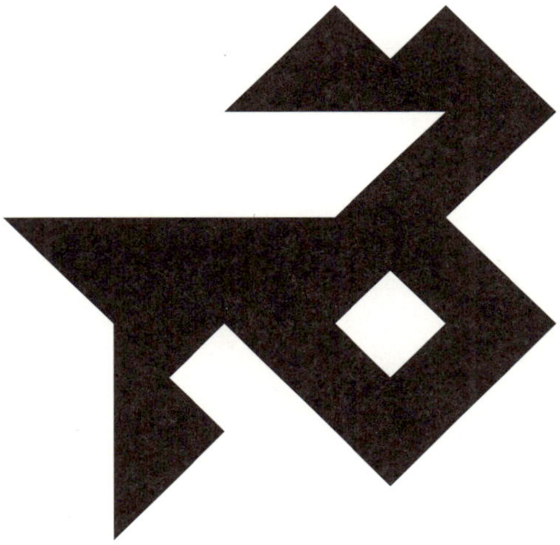

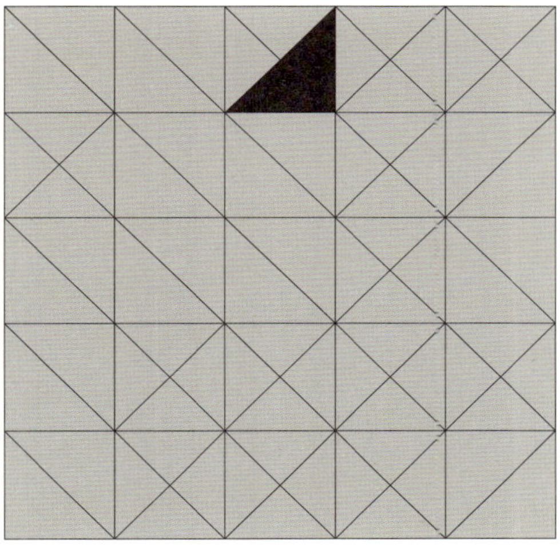

매일의 단어 문제 | 두 글자씩 짝을 지어 단어를 만들어 보세요. (글자는 중복해서 사용해도 됩니다)

생 천
동 형 부
신 일
인 모
운 위 명

부모

목요일

이야기 기억하기 / 컬러링

이전 페이지에 있는 〈꼭 하고싶은 일은?〉 에세이 내용을 그린 그림입니다.
이야기를 떠올려보면서 선을 따라 그린 후 자유롭게 색칠을 해보세요.

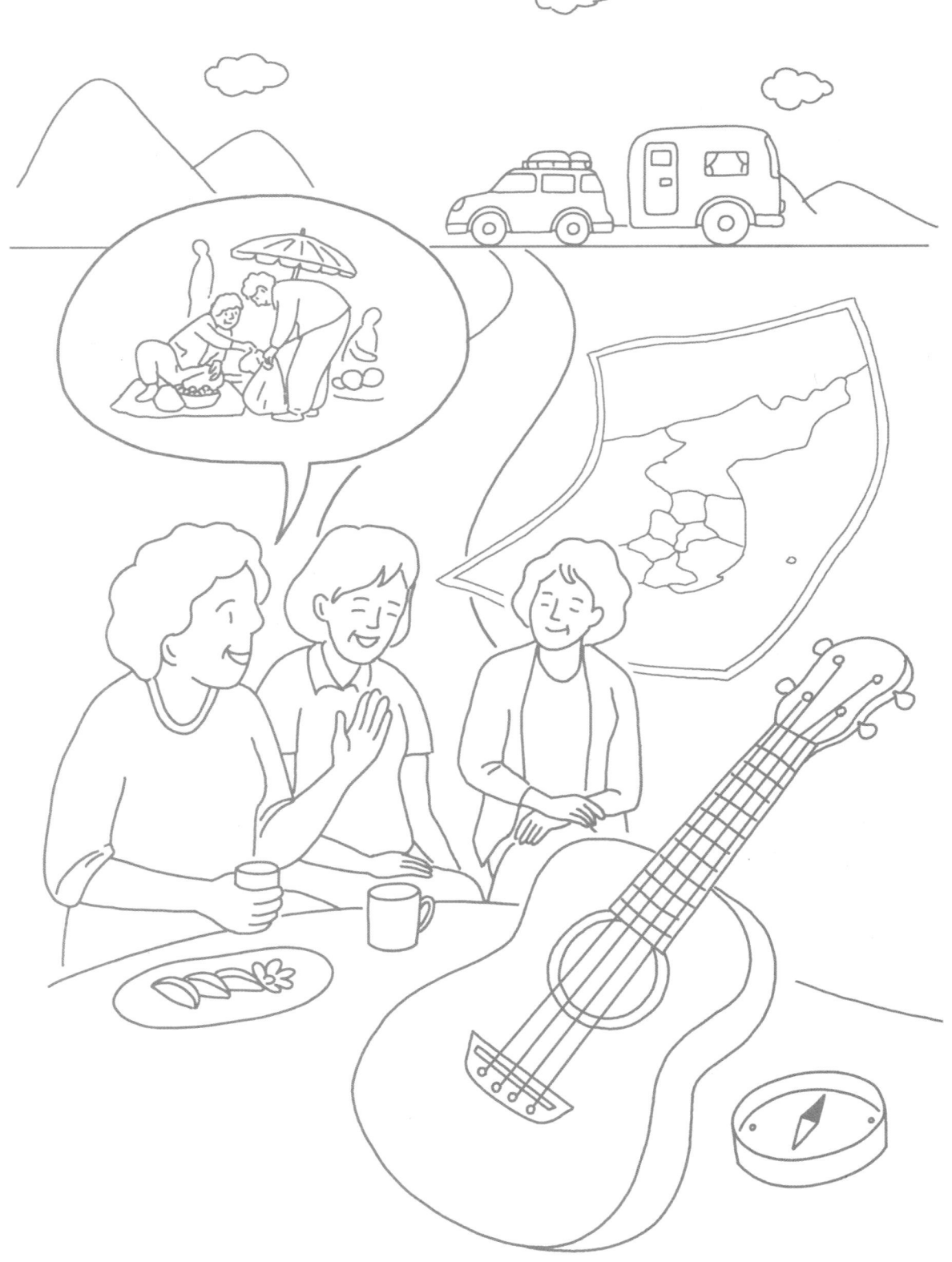

가게 계산

마트에서 아래의 상품을 모두 사려고 합니다.
계산기를 사용하지 말고 직접 계산하여 아래 문제들의 답을 적어보세요.

	A 마트	B 마트	C 마트
감귤	22,900원	22,000원	18,800원
고구마	22,700원	15,500원	12,700원
생수	21,800원	20,000원	14,500원
화장지	34,000원	29,900원	45,000원
왕새우	20,900원	18,500원	31,600원
삼겹살	33,000원	41,900원	39,900원
섬유유연제	22,800원	22,500원	15,400원
검은콩 두유	10,900원	12,500원	14,700원

* 물건 가격은 실제 물가와 무관합니다.

1. 어느 마트에서 사는 것이 가장 저렴할까요?

2. A 마트에서 10,000원 할인 상품권을 사용할 수 있고, B 마트에서는 총 금액에서 만 원당 100원 할인을 받을 수 있고, C 마트에서는 총 금액의 5% 할인을 받을 수 있다면, 어느 마트에서 물건을 사는 것이 가장 저렴할까요?

매일의 단어 문제 | 다음의 초성으로 만들 수 있는 단어를 20개 이상 적어 보세요.

[ㅅㅈ] 사진,

금요일

일주일 정리

이번 한 주 내가 한 일들을 떠올려 보세요. 기억력 향상에 많은 도움이 됩니다.

월 :

화 :

수 :

목 :

금 :

이번 주 만난 사람 :

나의 긍정 점수

지난 한 주 만난 사람, 주위 사람들을 떠올리고 한 사람씩 평가해 보세요.
그 평가가 바로 당신의 긍정 정도를 말해 줍니다.

대상 |

점수 |
(100점 만점)

동전 금액 맞추기

지갑에 10원, 50원, 100원짜리 동전들이 가득합니다. 다음의 조건에 맞춰 각 동전이 몇 개씩 필요한지 맞혀보세요. 동전의 개수와 총 금액이 모두 맞아야 하며, 각각의 동전은 한 개 이상씩 사용해야 됩니다.

예시) 동전 9개로 430원 만들기
10원 x 3개 = 30원
50원 x 4개 = 200원
100원x 2개 = 200원
9개 / 430원

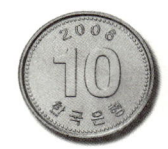 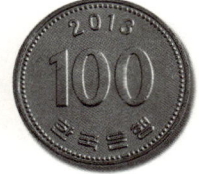

3개   4개   2개

1. 동전 10개로 310원 만들기

2. 동전 11개로 400원 만들기

3. 동전 13개로 300원 만들기

4. 동전 13개로 670원 만들기

5. 동전 12개로 700원 만들기

6. 동전 9개로 400원 만들기

매일의 단어 문제 | 다음 제시된 초성을 보고 도형 이름을 맞혀 보세요.

〈예시〉 ㅅㄱ형 → 삼각형

1. 정ㅅㄱㅎ
2. ㅍㄱㅎ
3. ㅅㄱㅃ
4. ㄱ
5. ㅇㅃ
6. ㅇㄱㅎ
7. 삼ㄱㄱㄷ
8. ㅂㅊㄲ
9. ㅅㄱㅎ
10. ㅈㅅㅇㅁㅊ

8주 [정 답]

08-1 [주의집중력 _ 머릿속 한글 세상]

문제 1. 사공이 많으면 배가 산으로 간다 ➡ (4 개)

문제 2. 자라 보고 놀란 가슴 솥뚜껑 보고 놀란다 ➡ (6 개)

문제 3. 닭 쫓던 개 지붕 쳐다보듯 한다 ➡ (12 개)

문제 4. 남의 잔치에 감 놔라 배 놔라 한다 ➡ (4 개)

문제 5. 낮말은 새가 듣고 밤말은 쥐가 듣는다 ➡ (6 개)

[매일의 단어 문제]

사단, 사당, 사대, 사도, 사돈, 산닭, 산도, 상단, 상당, 상대, 새댁, 색동, 생닭, 생도, 생득, 서당, 서두, 선도, 선동, 선두, 섣달, 설득, 성당, 성대, 세단, 세대, 소독, 소동, 소득, 소등, 속단, 속담, 속도, 속독, 손등, 쇄도, 수단, 수당, 수도, 수동, 수두, 순대, 순도, 습도, 습득, 시대, 시댁, 시도, 시동, 식단, 식당, 식도, 식대, 신당, 신도, 신동, 심도 등 기타 다른 단어도 있습니다.

08-2-1 [기억력 _ 이야기 기억하기]

우리 세대 여자들은 해본 것보다 안 해 본 것이 더 많은 세대이다. 그래서 해 보고 싶은 게 더 많다. 그러나 다 젊고 (소통)이 잘 되는 친구 (세) 명과 캠핑카를 타고 (국내) 여행을 하고 싶다. 대화가 나누어지지 않기 위해 네 명보다는 (세) 명이 좋겠고, 말이 통하지 않는 외국보다는 (우리나라)가 좋겠다. 시간에 쫓기지 않고 머물고 싶을 때까지 머물다 다른 곳으로 이동하고, 그곳의 (장날)도 구경하고, 맛 집도 가보고, (자급자족)할 수 있는 곳에서는 현지 조달도 하고, (풍경)도 감상하고, (그림도 한 장 그리고) 싶다. 친구랑 추억이 담긴 이야기도 꺼내보고, 앞으로 삶에 있어 중요한 이야기, 예를 들면 (어떻게 생을 잘 마감할 것인가)에 대해 생각해보고 싶다. 생각하는 것이 싫어지면 여태 한 번도 취해 보지 못한 (술)을 먹고 정신이 잃을 만큼 취해보고 싶다는 생각이 든다. 어디에도 얽매이지 않고 나만의 시간을 한 달만 가져 보면 참 좋을 것 같다. 요즘 TV에서 어떤 연예인 가족이 (몽골)에서 휴가를 보내고 있는 것을 보았는데, 완전히 다른 곳을 경험해보는 것도 참 좋은 일인 것 같다. (화장실)도 없고, (먹는 것), (자는 것), (기후)도 완전히 다른 곳…

얼마 전, 내가 한 달 동안 배운 (우쿨렐레) 악기를 손자들에게 가르쳐 주려고 하는데, (외손녀)가 "할머니 뭐 하시다 이제 악기를 배워요?"라는 말에 여태까지 당당한 척 살았던 내 모습이 순간 나락으로 떨어지는 처참한 경험을 했다. 그래도 당황하지 않고 "야 이년아 우리 때는 이런 거 없었어"라고 말하고 손녀에게 (우쿨렐레)를 가르쳐 주는데 손녀는 내가 한 달 동안 배운 것을 한번 듣고 금방 따라 하는 것이 아닌가…똑똑하고 예쁜 손녀 모습에 내가 설자리가 아니구나 싶었다.

76세 박귀자님 〈꼭 하고 싶은 일은?〉에세이

[매일의 단어 문제]

1. 동그라미
2. 마름모
3. 사다리꼴
4. 평행사변형
5. 세모
6. 네모
7. 직각삼각형
8. 정육면체, 직육면체
9. 원기둥
10. 타원형

08-2-3 [파킨슨 병 문제]

1. 1) 도파민, 2) 흑질, 운동
2.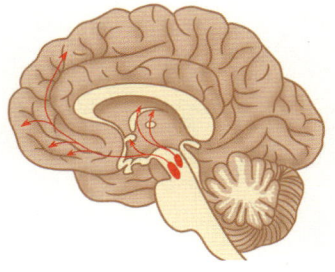
3. 자세 불안정, 느린 움직임, 경직, 손발 떨림
4. 뇌심부자극술

8주

[정답]

08-3 [시공간 능력 _ 칠교 놀이]

문제 1.

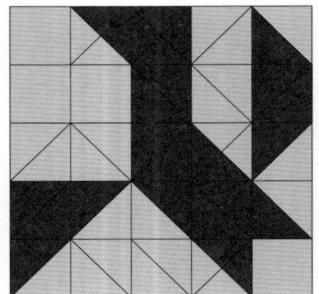

문제 2.

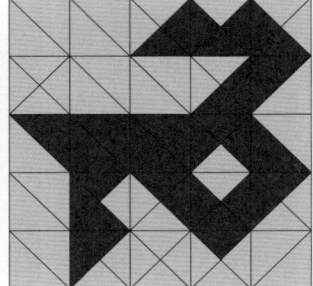

[매일의 단어 문제]

동명, 동모, 동부, 동생, 동운, 동위, 동인, 동일, 동천, 동형, 명동, 명모, 명부, 명신, 명인, 명일, 명천, 모동, 모명, 모운, 모인, 모일, 모천, 모형, 부동, 부명, 부모, 부생, 부신, 부위, 부인, 부형, 생동, 생명, 생모, 생부, 생신, 생인, 생일, 신동, 신명, 신부, 신생, 신인, 신위, 신형, 운동, 운명, 운신, 운위, 운형, 위명, 위모, 위부, 위생, 위신, 위인, 인동, 인명, 인모, 인부, 인생, 인신, 인위, 인천, 인형, 일동, 일명, 일부, 일생, 일신, 일위, 일인, 천명, 천생, 천운, 천위, 천인, 천일, 형부 등 기타 다른 단어도 있습니다.

08-3-1 [이야기 기억하기 / 컬러링]

(정답은 따로 없습니다.)

08-4 [계산력 _ 가게 계산]

1. (답 : B 마트)
   - A마트: 189,000원
   - B마트: 182,800원
   - C마트: 192,600원

2. (답 : A 마트)
   - A마트: 189,000원−10,000원=179,000원
   - B마트: 182,800원−(100원X18번=1800원)=181,000원
   - C마트: 192,600원−(192,600X0.05=9,630원)=182,970원

[매일의 단어 문제]

사자, 사장, 사전, 사절, 사정, 사제, 사죄, 사족, 사주, 사증, 사지, 사직, 사진, 삭제, 산장, 산지, 살점, 삼재, 상자, 상장, 상전, 상점, 상정, 상조, 상주, 상징, 색조, 생존, 서자, 서재, 서적, 서점, 석조, 석좌, 석주, 선장, 선잠, 선전, 선정, 선조, 선종, 선지, 선진, 설전, 설정, 섭정, 성자, 성장, 성적, 성전, 성주, 성지, 성직, 성질, 세자, 세장, 세재, 세정, 세족, 소작, 소장, 소재, 소절, 소정, 소주, 소중, 소진, 소질, 소집, 속전, 속죄, 손자, 손주, 손질, 손짓, 솔직, 송장, 송진, 수작, 수장, 수재, 수저, 수정, 수제, 수족, 수지, 수질, 숙제, 숙주, 숙지, 순장, 순정, 순종, 순직, 술잔, 숫자, 승진, 시공, 시작, 시장, 시절, 시점, 시제, 시중, 시집, 식자, 식장, 식재, 신자, 신작, 신장, 신전, 신정, 신조, 신주, 신진, 실적, 실전, 실정, 실존, 실종, 실직, 싫증, 심장, 심정 등 기타 다른 단어도 있습니다.

08-5 [전두엽 기능 _ 동전 금액 맞추기]

No.	문제	10원	50원	100원
1	10개(310원)	6개(60원)	3개(150원)	1개(100원)
2	11개(400원)	5개(50원)	5개(250원)	1개(100원)
3	13개(300원)	10개(100원)	2개(100원)	1개(100원)
4	13개(670원)	2개(20원)	9개(450원)	2개(200원)
5	12개(700원)	5개(50원)	1개(50원)	6개(600원)
6	9개(400원)	5개(50원)	1개(50원)	3개(300원)

[매일의 단어 문제]
1. 정사각형, 정삼각형
2. 팔각형
3. 삼각뿔, 사각뿔
4. 구
5. 원뿔
6. 오각형, 육각형
7. 삼각기둥
8. 부채꼴
9. 삼각형, 사각형, 십각형
10. 정십이면체

월요일

일주일 계획

이번 일주일을 생각하며 해야 할 일들을 정리해 보세요.

꼭 해야 할 일들 :

월 :

화 :

수 :

목 :

금 :

중요한 약속 / 만날 사람 :

재미난 계획 :

배수 찾아 연결하기

6의 배수와 9의 배수를 모두 찾아 색칠해보세요. 색칠한 것을 연결했을 때 어떤 숫자가 나오는지 맞혀보세요. 6의 배수는 6으로 나누었을 때, 9의 배수는 9로 나누었을 때 딱 떨어지는 숫자를 말합니다.

51	158	21	130	106	164	122	103	50	77	112	15	67
141	216	63	96	196	64	181	10	205	127	193	66	94
108	83	185	74	36	183	89	121	71	213	315	126	140
98	176	44	182	252	115	219	146	169	84	179	261	33
128	144	297	153	42	154	17	220	270	125	173	150	155
13	149	206	160	189	101	211	36	134	200	46	27	55
166	93	31	139	324	79	114	234	45	342	54	180	132
174	191	201	107	162	157	165	7	190	159	75	207	167
170	171	78	117	131	91	145	209	110	19	203	102	177
61	111	178	163	52	223	37	161	88	197	129	194	23
47	148	16	123	97	105	184	80	14	151	53	73	116

매일의 단어 문제 | 다음의 초성으로 만들 수 있는 단어를 20개 이상 적어 보세요.

[ㅎㄷ] 효도,

화요일

뇌전증

예전에는 간질 발작이라고 불렸던 질환입니다. 뇌세포는 전기와 유사한 특징을 가지고 있는데, 전기가 누전되는 것처럼, 뇌세포로부터 **비정상적인 전기신호**가 방출되면 발작을 일으키게 됩니다. 이런 발작이 지속적으로 **재발**되는 상태를 **뇌전증**이라고 합니다. 비정상적인 전기신호가 일부에만 생기면 **부분발작**, 뇌 전체로 퍼지면 **전신발작**을 일으킵니다. 비정상적 전기신호가 뇌에서 방출되는 위치에 따라 다양한 양상으로 증상이 나타납니다.

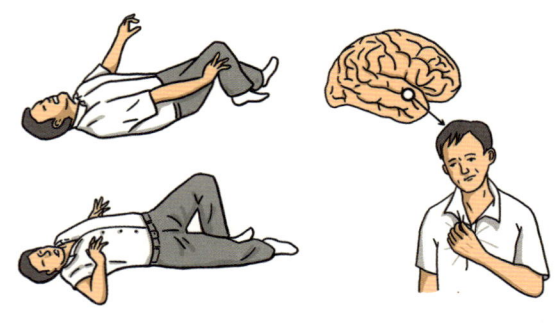

전신발작   부분발작

부분발작이 측두엽의 해마 근처에 나타나면 이를 **측두엽뇌전증**이라고 부릅니다. 측두엽뇌전증의 증상은 일반인들이 알아차리지 못하고 노인에게 나타나면 치매 증상으로 오인하기도 하므로, 증상을 잘 읽어보고, 뇌 그림에서 측두엽과 해마의 위치를 잘 살펴 보시기 바랍니다.

> **측두엽뇌전증 증상**
> - 일반적인 뇌전증처럼 입에 거품을 물고 팔다리가 뒤틀리면서 쭉 뻗는 증상을 보이지 않습니다.
> - 대신 갑자기 멍해지고, 허공을 보면서 정신이 약간 없어 보입니다.
> - 입맛을 다시거나, 쩝쩝 거리고, 손을 비비거나 옷깃을 만지는 경우도 있으며, 발작 직전에 타는 냄새가 난다고 하는 사람도 있습니다.
> - 이러한 증상은 2분 이내로 끝납니다.
> - 본인은 필름이 끊긴 것처럼 무슨 일이 있었는지 알지 못합니다.
> - 환자나 보호자들은 뇌전증인 줄 모르고 지냅니다.
> - 뇌전증 발작이 해마 근처에서 발생하기 때문에 기억장애가 나타납니다.

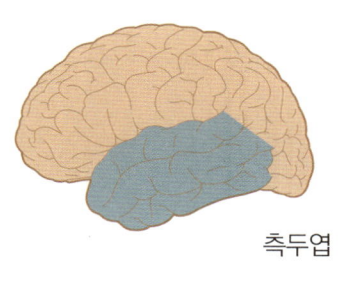

측두엽

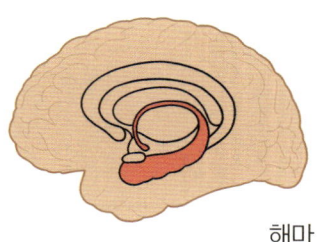

해마

뇌전증의 치료는 크게 약물적 치료와 비약물적 치료로 나뉩니다. 대부분 약물 치료를 먼저 하여 치료가 되지만 30% 정도에서는 약물 치료에도 증상이 재발합니다. 이러한 약물 난치성 뇌전증의 경우 발작이 시작되는 부위를 제거하는 뇌 수술을 합니다. 뇌 수술이 어려운 경우 목에 있는 미주신경을 자극하여 발작을 줄이는 미주신경자극(vagus nerve stimulation) 장치를 삽입할 수도 있으며, 뇌심부자극술, 경두개자기자극술 등 뇌조직을 절제하지 않고 뇌를 자극하여 발작을 줄이는 치료를 하기도 합니다.

> **이것 아시나요? _ 예방과 생활 습관**
> 밤을 새우거나, 술을 많이 먹거나, 심한 스트레스가 있으면 더 심해 질수 있습니다. 따라서 적절한 휴식과 수면, 가능한 생활 속 스트레스를 잘 관리해야 하고, 음주나 흡연은 삼가는 것이 중요합니다.

십자 말 풀이(사자성어 편)

아래 뜻풀이를 보고 가로줄과 세로줄에 들어갈 사자성어를 맞혀 보세요. 빈칸을 모두 채웠다면 표 안의 사자성어의 위치와 뜻을 여러 번 보면서 외우고, 뒷장을 넘겨 빈칸에 들어갈 알맞은 말을 적어 봅시다.

가로 풀이

1. 어떤 것에도 얽매이지 않고 여유롭고 한가로운 생활을 함
2. 끝없이 오래도록 장수함
3. 마음에서 마음으로 전한다는 뜻으로, 서로 마음이 통함
4. 이전에도 없었고 이후에도 없음
5. 성공하여 고향으로 돌아옴
6. 대문 앞에 시장을 이룬다는 뜻으로, 대문이 미어질 지경으로 붐비는 현상을 말함
7. 하늘이 높고 말이 살찌는 계절, 가을을 형용하는 말
8. 감히 그런 마음을 품을 수도 없다는 뜻을 강조한 표현

세로 풀이

1. 준비가 철저하면 걱정할 것이 없음
2. 온몸에 가득 부스럼과 상처가 있다는 뜻으로, 몸 어디에도 성한 곳이 없을 때 쓰는 표현
3. 이제까지의 마음 자세를 돌려 새롭게 가다듬는 것
4. 오직 하나만 있고 둘은 없음
5. 이제야 막 처음으로 들음
6. 옳고 그름을 분명하게 함
7. 고생 끝에 낙이 옴

[네이버 지식백과 사자성어 뜻풀이 참고]

09-2-1

사자성어 기억하기

앞에서 기억한 사자성어를 아래 표 안에 채워 넣어 보세요.
가로/세로 뜻풀이를 참고해서 위치를 맞혀 보고, 뜻풀이 빈칸에 들어갈 단어도 적어 보세요.

가로 풀이

1. 어떤 것에도 얽매이지 않고 (   ) 생활을 함
2. 끝없이 오래도록 (   )
3. 마음에서 마음으로 전한다는 뜻으로, (   )
4. 이전에도 없었고 (   )
5. 성공하여 (   ) 돌아옴
6. 대문 앞에 시장을 이룬다는 뜻으로, 대문이 미어질 지경으로 (   )을 말함
7. 하늘이 높고 말이 살찌는 계절, (   )을 형용하는 말
8. 감히 (   ) 뜻을 강조한 표현

세로 풀이

1. (   )가 철저하면 걱정할 것이 없음
2. 온몸에 가득 부스럼과 상처가 있다는 뜻으로, 몸 어디에도 (   ) 쓰는 표현
3. 이제까지의 (   ) 새롭게 가다듬는 것
4. 오직 하나만 있고 (   )
5. 이제야 막 (   )으로 들음
6. (   )을 분명하게 함
7. 고생 끝에 (   )이 옴

사자성어 쓰기

사자성어 한자 뜻과 음을 확인하고, 한자를 여러 번 따라 쓰면서 외워보세요.

1	悠悠自適 (한가할 유, 한가할 유, 스스로 자, 좇을 적)		
2	萬壽無疆 (일만 만, 목숨 수, 없을 무, 지경 강)		
3	以心傳心 (써 이, 마음 심, 전할 전, 마음 심)		
4	前無後無 (앞 전, 없을 무, 뒤 후, 없을 무)		
5	錦衣還鄕 (비단 금, 옷 의, 돌아올 환, 고향 향)		
6	門前成市 (문 문, 앞 전, 이룰 성, 저자 시)		
7	天高馬肥 (하늘 천, 높을 고, 말 마, 살찔 비)		
8	焉敢生心 (어찌 언, 감히 감, 날 생, 마음 심)		
9	有備無患 (있을 유, 갖출 비, 없을 무, 근심 환)		
10	滿身瘡痍 (찰 만, 몸 신, 부스럼 창, 상처 이)		

매일의 단어 문제 | 아래 제시된 초성을 보고 국내 관광지를 맞혀 보세요.

〈예시〉 ㅊㄷ궁 → 창덕궁

1. ㄱㅂㄱ
2. ㅈㅈㅎㅇㅁㅇ
3. ㅎㅇ대
4. ㅎㄱㅁㅅㅊ
5. ㄴㅇ섬
6. ㅇㄷ ㅎ회ㅁㅇ
7. ㅈㅈ도 ㅇ레ㄱ
8. ㄴ한ㅅㅅ
9. ㄱㅍㄷ ㅎㅅ욕ㅈ
10. ㄱㅈ ㅂ문ㄱㄱㄷㅈ

수요일

뇌전증 / 문제

1. 빈곳에 알맞은 단어를 써 넣으세요.

    1) 예전에는 간질발작이라고 불렸던 질환입니다. ___ㄷㄴㅍㅈ___ 로부터 비정상적인 ___ㅈㄱㅅㅎ___ 가 방출되면 발작을 일으키게 되는데 이런 발작이 지속적으로 재발되는 상태를 ___ㄴㅈㅈ___ 이라고 합니다.

    2) 치매 증상을 유발하는 발작은 측두엽의 ___ㅎㅁ___ 근처에서 주로 발생하며, 이를 ___ㅊㄷㅇㅈㅈ___ 이라고 합니다.

2. 다음 중 뇌전증에 관련된 내용이 아닌 것은?

    1) 예전에는 간질 발작이라고 불렸다.
    2) 뇌세포로 부터 비정상적인 전기신호가 방출되면 발작을 일으키게 된다.
    3) 치매증상을 유발하는 발작은 후두엽에서 주로 발생한다.
    4) 비정상적인 전기신호가 일부에만 생기면 부분발작이라 한다.
    5) 비정상적인 전기신호가 뇌에서 방출되는 위치에 따라 다양한 증상이 나타난다.

3. 다음은 측두엽뇌전증 증상에 대한 설명입니다. 내용이 맞으면 O, 틀리면 X로 표시 하세요.

    1) 갑자기 멍해지고, 허공을 보면서 정신이 약간 없어 보입니다 (   )
    2) 입맛을 다시거나, 쩝쩝 거리고, 손을 비비거나 옷깃을 만지는 경우도 있습니다 (   )
    3) 일반적인 뇌전증처럼 입에 거품을 물고 팔다리가 뒤틀리면서 쭉 뻗는 증상을 보입니다 (   )
    4) 뇌전증 증상은 하루 동안 지속됩니다 (   )
    5) 뇌전증 발작이 해마 근처에서 발생하기 때문에 기억장애가 나타납니다 (   )

4. 다음 중 뇌전증 관리 생활습관으로 올바른 것을 찾아 모두 동그라미 치세요.

불규칙적인 생활습관	잦은 모임	스트레스 관리
		충분한 수면
금주	적절한 휴식	
	금연	격렬한 운동

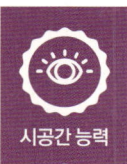

글자 회전

우(右) 뇌 활성법에 대한 내용입니다. 예시와 같이 글자를 180도로 회전하여 적어보세요. 내 앞에 사람이 앉아 있다 생각하고, 앞사람이 봤을 때 올바른 방향의 글자가 되도록 상상하면서 글자를 적어 보세요. 단, 종이를 돌려서 작성하면 안 됩니다.

예시)	우(右)뇌 활성법
	우(右)뇌 활성법 (회전) ⬅

우(右)뇌가 좌(左)뇌보다 우세한 인지 기능은 시공간 능력과 감정이다

우(右)뇌가 ⬅

첫째, 그림 그리고 색칠하기, 퍼즐 맞추기, 레고 조립하기

첫째, 그림 ⬅

둘째, 종이 접기, 풍선아트, 뜨개질, 옷 만들기, 목공예, 집안 가구 재배치하기

둘째, 종이 ⬅

셋째, 익숙한 길부터 내비게이션 없이 운전하기, 지도 활용 생활화하기

셋째, 익숙한 ⬅

넷째, 감정과 관련한 뇌 활동 하기(노래 부르기, 합창, 연극에 참여하기)

넷째, 감정과 ⬅

매일의 단어 문제 | 두 글자씩 짝을 지어 단어를 만들어 보세요. (글자는 중복해서 사용해도 됩니다)

미	위	국
가		한
	동	행
인		명	화
	수		정

화가

목요일

뇌전증 / 컬러링

선을 따라 대뇌피질을 그려보고 측두엽 영역을 찾아 파란색으로 색칠해 보세요.
그리고 뇌 안쪽 변연계에서 해마를 찾아 빨간색으로 색칠해 보세요.

- 측두엽 영역 → 파란색
- 해마 → 빨간색

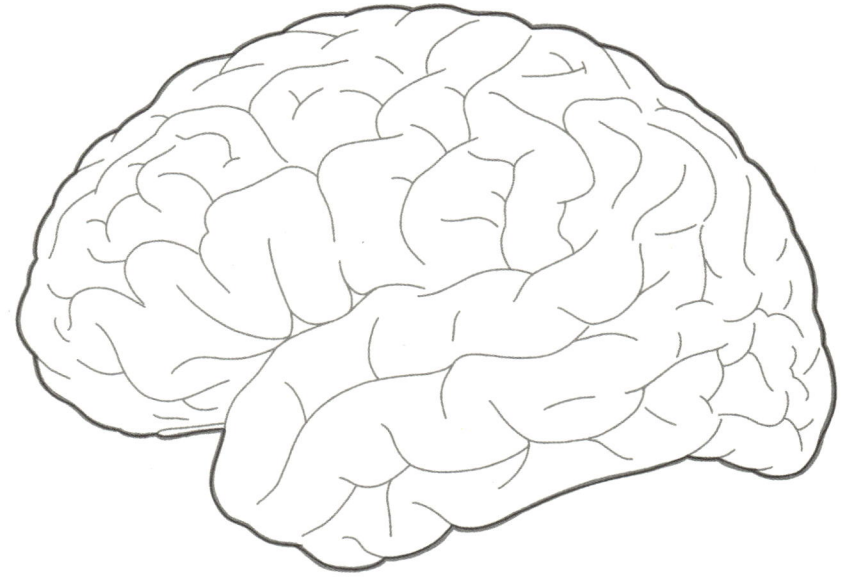

〈 대뇌피질 〉

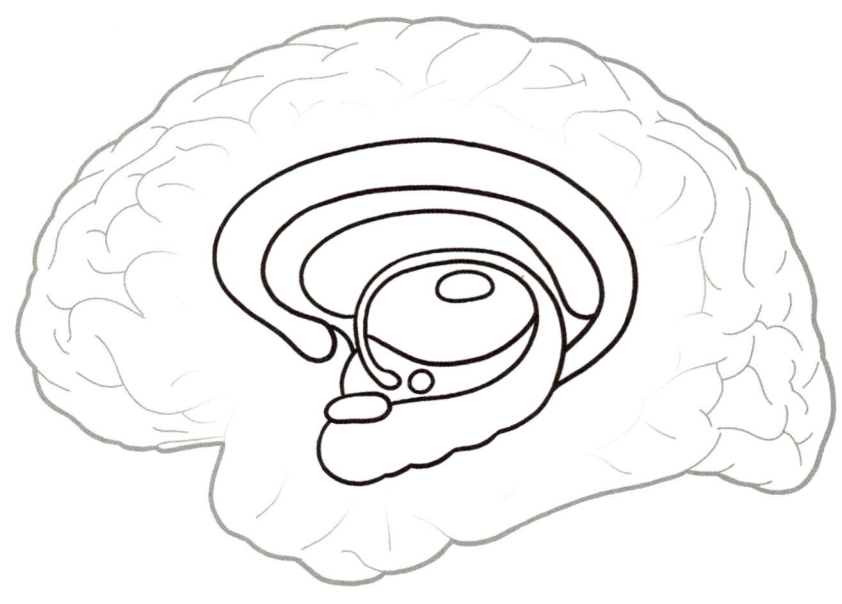

〈 뇌 안쪽 변연계 〉

숫자 계산

<보기>에 제시된 숫자를 한 번씩만 사용하여 아래의 식을 완성해 보세요.
가로줄과 세로줄에 제시되어 있는 숫자의 합이 모두 맞아야 합니다.

보기 = 9 , 19 , 29 , 39 , 49 , 59 , 69 , 79 , 89

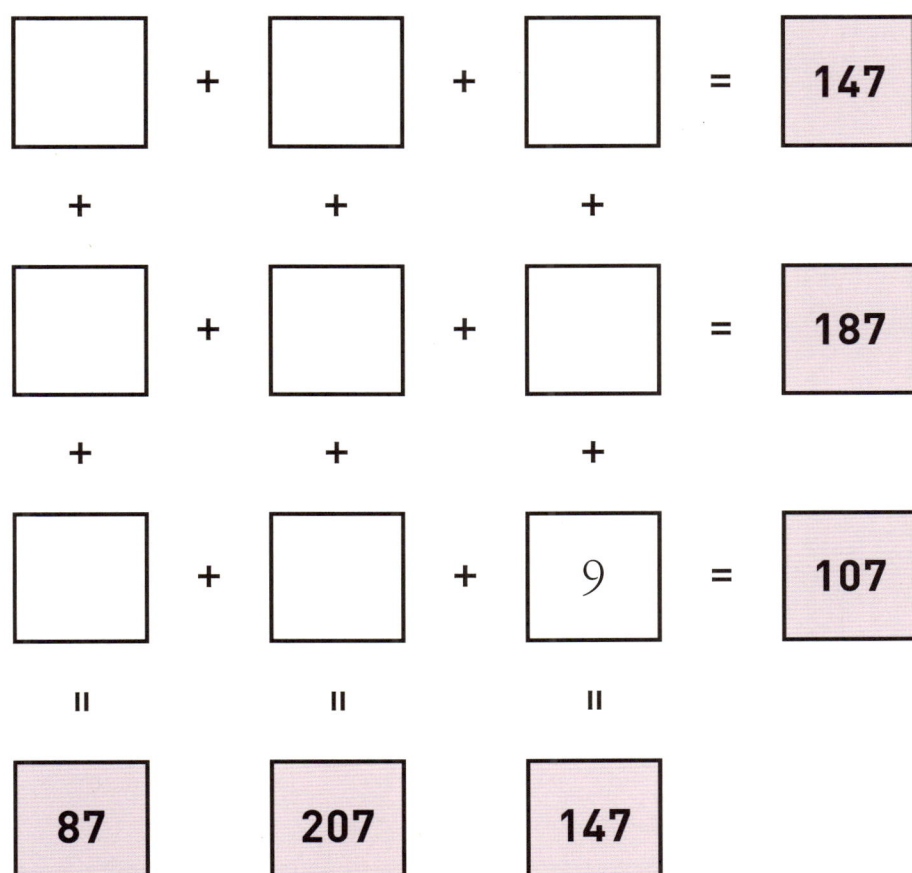

매일의 단어 문제 | 다음의 초성으로 만들 수 있는 단어를 20개 이상 적어 보세요.

[ㅎㅇ] 휴일,

금요일

일주일 정리

이번 한 주 내가 한 일들을 떠올려 보세요. 기억력 향상에 많은 도움이 됩니다.

월 :
화 :
수 :
목 :
금 :

이번 주 만난 사람 :

나의 긍정 점수

지난 한 주 만난 사람, 주위 사람들을 떠올리고 한 사람씩 평가해 보세요.
그 평가가 바로 당신의 긍정 정도를 말해 줍니다.

대상										

점수 |
(100점 만점)

스도쿠

〈가로 줄〉, 〈세로 줄〉, 〈작은 9칸의 네모〉 안에 1~9의 숫자를 중복되지 않게 한 번씩 채워 넣으세요.
빈칸이 적은 줄부터 시작해 보세요.

	4			6	2		3	
3	5	1	7	8				2
	7				5			1
4	9	2	8	5	7	6		
	3			9		2	4	
6		8	3	2		5	7	9
1			9	7	8	3		6
7							9	4
9		5		3				

매일의 단어 문제 | 아래 제시된 초성을 보고 국내 관광지를 맞혀 보세요.

〈예시〉 ㅊㄷ궁 → 창덕궁

1. ㅅㅅㅇ출ㅂ
2. ㅂㅊ ㅎㅇㅁ을
3. ㅁㄹ도
4. ㅈㅈㄷ ㅈ문ㄱㄱ단ㅈ
5. ㅊㄱㅊ
6. ㅁㅊ토성
7. ㅌㅇ전ㅁ대
8. ㄱㅇㄹ ㅎ수ㅇ장
9. ㅈㄷ진
10. 경ㅈ ㅅㄱㅇ

9주 [정답]

09-1 [주의집중력 _ 배수 찾아 연결하기]

51	158	21	130	106	164	122	103	50	77	112	15	67
141	216	63	96	196	64	181	10	205	127	193	66	94
108	83	185	74	36	183	89	121	71	213	315	126	140
98	176	44	182	252	115	219	146	169	84	179	261	33
128	144	297	153	42	154	17	220	270	125	173	150	155
13	149	206	160	189	101	211	36	134	200	46	27	55
166	93	31	139	324	79	114	234	45	342	54	180	132
174	191	201	107	162	157	165	7	190	159	75	207	167
170	171	78	117	131	91	145	209	110	19	203	102	177
61	111	178	163	52	223	37	161	88	197	129	194	23
47	148	16	123	97	105	184	80	14	151	53	73	116

[매일의 단어 문제]

하단, 하달, 하대, 하등, 학당, 학대, 학도, 학동, 한도, 할당, 함대, 합당, 합동, 해답, 해당, 해독, 해동, 행동, 행단, 허덕, 허둥, 험담, 헛돈, 혁대, 현대, 혈당, 협동, 호두, 혹독, 혼담, 혼돈, 혼동, 홀대, 화단, 화답, 화덕, 화두, 확단, 확답, 확대, 환대, 활달, 활동, 황달, 황당, 회담, 회동, 회두, 획득, 횡단, 효도, 후담, 후대, 후두, 휴대, 희대 등 기타 다른 단어도 있습니다.

09-2, 09-2-1 [기억력 _ 십자 말 풀이(사자성어 편)]

1(가)유	1(세)유	자	적	5(세)/5(가)금	의	환	향
	비			시			
2(세)/2(가)만	수	무	강	초			
신	환			6(가)문	전	성	6(세)시
창							시
3(가)이	3(세)심	전	심				비
기			4(세)유	7(가)천	고	마	비
일			일		진		
4(가)전	무	후	무	8(가)언	감	생	심
				이		래	

가로 풀이

1. 어떤 것에도 얽매이지 않고 (여유롭고 한가로운) 생활을 함
2. 끝없이 오래도록 (장수함)
3. 마음에서 마음으로 전한다는 뜻으로, (서로 마음이 통함)
4. 이전에도 없었고 (이후에도 없음)
5. 성공하여 (고향으로) 돌아옴
6. 대문 앞에 시장을 이룬다는 뜻으로, 대문이 미어질 지경으로 (붐비는 현상)을 말함
7. 하늘이 높고 말이 살찌는 계절, (가을)을 형용하는 말
8. 감히 (그런 마음을 품을 수도 없다)는 뜻을 강조한 표현

세로 풀이

1. (준비)가 철저하면 걱정할 것이 없음
2. 온몸에 가득 부스럼과 상처가 있다는 뜻으로, 몸 어디에도 (성한 곳이 없을) 때 쓰는 표현
3. 이제까지의 (마음 자세를 돌려) 새롭게 가다듬는 것
4. 오직 하나만 있고 (둘은 없음)
5. 이제야 막 (처음)으로 들음
6. (옳고 그름)을 분명하게 함
7. 고생 끝에 (낙)이 옴

09-2-2 [매일의 단어 문제]

1. 경복궁
2. 전주 한옥마을
3. 해운대
4. 한국민속촌
5. 남이섬
6. 안동 하회마을
7. 제주도 올레길
8. 남한산성
9. 경포대 해수욕장
10. 경주 보문관광단지

09-2-3 [뇌전증 문제]

1. 1) 대뇌피질, 전기신호, 뇌전증
   2) 해마, 측두엽뇌전증
2. 3
3. 1) O, 2) O, 3) X, 4) X, 5) O
4. 적절한 휴식, 충분한 수면, 스트레스 관리, 금연, 금주

09-3 [시공간 능력 _ 글자 회전]

우(右)뇌가 좌(左)뇌보다 우세한 인지 기능은 시공간 능력과 감정이다

⬅ 우(右)뇌가 좌(左)뇌보다 우세한 인지 기능은 시공간 능력과 감정이다

첫째, 그림 그리고 색칠하기, 퍼즐 맞추기, 레고 조립하기

⬅ 첫째, 그림 그리고 색칠하기, 퍼즐 맞추기, 레고 조립하기

둘째, 종이 접기, 풍선아트, 뜨개질, 옷 만들기, 목공예, 집안 가구 재배치하기

⬅ 둘째, 종이 접기, 풍선아트, 뜨개질, 옷 만들기, 목공예, 집안 가구 재배치하기

셋째, 익숙한 길부터 내비게이션 없이 운전하기, 지도 활용 생활화하기

⬅ 셋째, 익숙한 길부터 내비게이션 없이 운전하기, 지도 활용 생활화하기

넷째, 감정과 관련한 뇌 활동 하기(노래 부르기, 합창, 연극에 참여하기)

⬅ 넷째, 감정과 관련한 뇌 활동 하기(노래 부르기, 합창, 연극에 참여하기)

[매일의 단어 문제]

가국, 가동, 가명, 가미, 가수, 가위, 가인, 가정, 국가, 국명, 국수, 국위, 국정, 국한, 국행, 국화, 귀한, 동가, 동명, 동위, 동수, 동인, 동정, 동한, 동행, 동화, 명가, 명국, 명동, 명수, 명인, 명정, 명화, 미가, 미국, 미동, 미명, 미수, 미인, 미정, 미한, 미행, 미화, 수가, 수국, 수동, 수명, 수미, 수위, 수인, 수정, 수한, 수행, 수화, 위국, 위미, 위명, 위인, 위정, 위한, 위화, 인가, 인국, 인동, 인명, 인수, 인위, 인정, 인화, 정가, 정국, 정동, 정명, 정미, 정수, 정인, 정행, 정화, 하국, 하동, 하명, 하수, 하위, 하인, 하정, 하한, 한가, 한국, 한명, 한미, 한수, 한위, 한인, 한정, 한행, 한화, 행동, 행수, 행위, 행인, 행정, 화가, 화명, 화미, 화수, 화인, 화동 등 기타 다른 단어도 있습니다.

9주

[정답]

09-3-1 [뇌전증 / 컬러링]

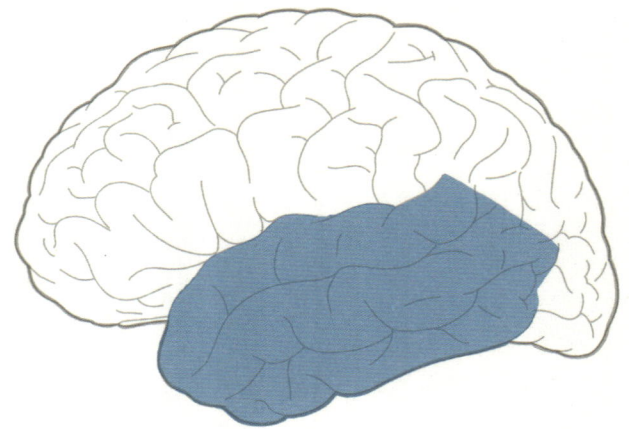

〈 대뇌피질 _ 측두엽 〉

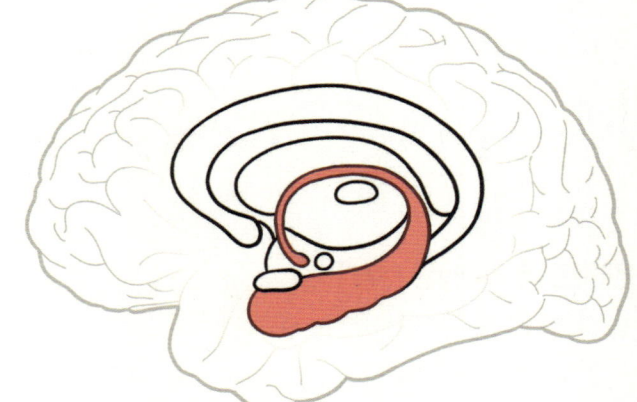

〈 뇌 안쪽 변연계 _ 해마 〉

09-4 [계산력 _ 숫자 계산]

19 + 49 + 79 = **147**	19 + 79 + 49 = **147**
+ + +	+ + +
39 + 89 + 59 = **187**	29 + 69 + 89 = **187**
+ + +	+ + +
29 + 69 + 9 = **107**	39 + 59 + 9 = **107**
= = =	= = =
87 **207** **147**	**87** **207** **147**

39 + 59 + 49 = **147**	39 + 49 + 59 = **147**
+ + +	+ + +
29 + 69 + 89 = **187**	19 + 89 + 79 = **187**
+ + +	+ + +
19 + 79 + 9 = **107**	29 + 69 + 9 = **107**
= = =	= = =
87 **207** **147**	**87** **207** **147**

29	+	69	+	49	=	147
+		+		+		
19	+	79	+	89	=	187
+		+		+		
39	+	59	+	9	=	107
=		=		=		
87		207		147		

29	+	69	+	49	=	147
+		+		+		
39	+	59	+	89	=	187
+		+		+		
19	+	79	+	9	=	107
=		=		=		
87		207		147		

이 정답 이외에 다른 정답이 있을 수 있습니다.

[매일의 단어 문제]

하역, 하위, 하의, 하인, 학업, 학연, 학예, 학우, 학원, 학위, 한약, 한옥, 한우, 할애, 할인, 합의, 합일, 함암, 항의, 항일, 해안, 해양, 해역, 해외, 해운, 해일, 해임, 행운, 행위, 행인, 향연, 허약, 허영, 허욕, 허용, 허울, 허위, 헤엄, 현역, 혈압, 혈액, 혈연, 혈육, 혐오, 혐의, 협약, 협의, 혜안, 호우, 호위, 호응, 호의, 호일, 혼인, 화약, 화염, 화원, 확인, 환영, 환원, 환율, 활약, 활어, 황옥, 활용, 황야, 회원, 회유, 회의, 획일, 효용, 효율, 후예, 후원, 후일, 후임, 휴양, 휴업, 휴일, 흑인, 흡연, 흡인, 희열 등 기타 다른 단어도 있습니다.

09-5 [전두엽 기능 _ 스도쿠]

8	4	9	1	6	2	7	3	5
3	5	1	7	8	9	4	6	2
2	7	6	4	3	5	8	9	1
4	9	2	8	5	7	6	1	3
5	3	7	6	9	1	2	4	8
6	1	8	3	2	4	5	7	9
1	2	4	9	7	8	3	5	6
7	8	3	5	1	6	9	2	4
9	6	5	2	4	3	1	8	7

[매일의 단어 문제]

1. 성산일출봉
2. 북촌 한옥마을
3. 마라도
4. 제주도 중문관광단지
5. 청계천
6. 몽촌토성
7. 통일전망대
8. 광안리 해수욕장
9. 정동진
10. 경주 석굴암

월요일

일주일 계획

이번 일주일을 생각하며 해야 할 일들을 정리해 보세요.

꼭 해야 할 일들 :

월 :

화 :

수 :

목 :

금 :

중요한 약속 / 만날 사람 :

재미난 계획 :

글자 찾기

정지용의 '향수' 시입니다.
시 안에 ㅂ 을 찾아 동그라미 표시하고, 모두 몇 개 인지 적어 보세요. ㅃ은 두 개로 생각하면 됩니다.

향 수(鄕愁) 시 / 정 지 용

넓은 벌 동쪽 끝으로
옛이야기 지줄대는 실개천이 휘돌아 나가고,
얼룩백이 황소가
해설피 금빛 게으른 울음을 우는 곳, (*후렴)

질화로에 재가 식어지면
비인 밭에 밤바람 소리 말을 달리고,
엷은 졸음에 겨운 늙으신 아버지가
짚베개를 돋아 고이시는 곳, (*후렴)

흙에서 자란 내 마음
파아란 하늘빛이 그리워
함부로 쏜 화살을 찾으려
풀섶 이슬에 함추름 휘적시던 곳, (*후렴)

전설 바다에 춤추는 밤물결 같은
검은 귀밑머리 날리는 어린 누이와
아무렇지도 않고 예쁠 것도 없는
사철 발 벗은 아내가
따가운 햇살을 등에 지고 이삭 줍던 곳, (*후렴)

하늘에는 성근 별
알 수도 없는 모래성으로 발을 옮기고,
서리 까마귀 우지 짖고 지나가는 초라한 지붕,
흐릿한 불빛에 돌아앉아 도란도란 거리는 곳, (*후렴)

*(후렴) 그곳이 차마 꿈엔들 잊힐리야.

ㅂ 의 총 개수 = (   )개

매일의 단어 문제 | 다음의 초성으로 만들 수 있는 단어를 20개 이상 적어 보세요.

[ㅎ ㅁ] 한문,

화요일

수면장애

수면장애는 잠과 관련된 질병을 말합니다. 잠이 오지 않는 **불면증**과 수면 중 심한 코골이와 숨막힘을 호소하는 **수면무호흡증**, 그리고 낮에 너무 졸린 **기면증**, 꿈꾸면서 하는 행동들을 그대로 하면서 소리를 지르거나 발길질과 주먹질을 하여 옆 사람을 다치게 하는 **렘수면 행동장애**가 대표적 질병입니다.

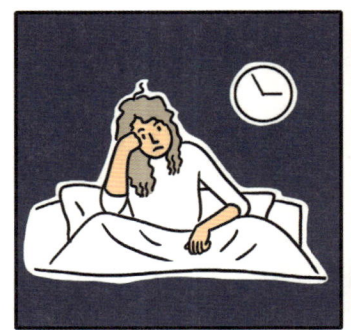
못잔다
(불면증)

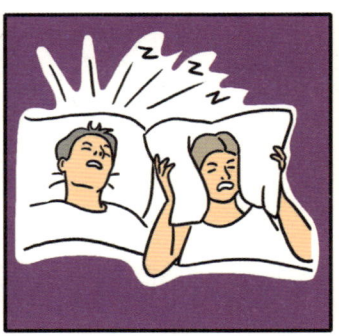
심하게 코를 곤다
(수면무호흡증)

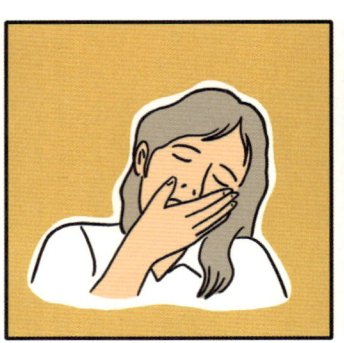
너무 졸리다
(기면증)

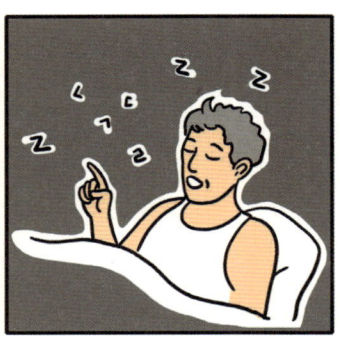
꿈을 꾸며 주먹질을 하고 소리를
지른다 (렘수면 행동장애)

잠(수면)은 단순히 쉬는 것이 아니라 다음날 정상적인 활동을 위한 몸과 마음의 피로를 회복시키는 과정입니다. 수면장애로 인해 잠이 부족해지면 여러가지 질환들이 생깁니다. 피로, 스트레스, 기억력/집중력 저하, 관상동맥 질환, 심근경색, 고혈압, 성기능 저하, 비만, 우울증, 뇌졸중, 치매와 같은 질환의 원인이 됩니다. 하지만 수면장애는 치료가 가능합니다. (아래는 수면장애 체크리스트 입니다. 해당 증상이 있으면 전문진료를 받아보시는것이 좋습니다.)

- ☐ 잠들기 어렵다
- ☐ 꿈만 꾸다 깬다
- ☐ 코골이가 심하다
- ☐ 자다가 숨을 안쉰다
- ☐ 수면 중 이상 행동, 다리 떨림
- ☐ 이갈이, 가위눌림
- ☐ 나는 잘 자는데… 낮에 졸리고 피곤하다
- ☐ 의욕저하, 성기능 저하
- ☐ 집중력과 기억력이 저하되고 반응이 둔해진다

꼭 알아두세요! _ 건강한 수면을 위한 10계명입니다.

1. 잠자리에 드는 시간과 아침에 일어나는 시간을 규칙적으로 하라.
2. 잠자리에 소음을 없애고, 온도와 조명을 안락하게 하라.
3. 낮잠은 피하고 자더라도 15분 이내로 제한하라.
4. 40분 동안 땀이 날 정도의 낮 운동은 수면에 도움이 된다.
5. 카페인이 함유된 음식, 알코올 그리고 니코틴은 피하라.
6. 잠자기 전 과도한 식사를 피하고 적당한 수분 섭취를 하라.
7. 수면제의 일상적 사용을 피하라.
8. 과도한 스트레스와 긴장을 피하고 이완하는 법을 배워라.
9. 잠자리는 수면과 부부생활을 위해서만 사용하라.
10. 잠자리에 들어 20분 이내 잠이 오지 않는다면, 잠자리에서 일어나 이완하고 있다가 피곤한 느낌이 들 때 다시 잠자리에 들어라.

[출처 : 대한 수면 연구학회]

[삼성서울병원 뇌신경센터 : 주은연 교수 감수]

문학 작품 외우기

시를 천천히 여러 번 따라 읽으면서 보라색으로 표시한 단어를 외워 보세요.
아래 똑같이 필사도 해보고 내용을 기억한 다음에 뒷장을 넘겨 빈칸에 들어갈 단어를 적어 보세요.

향 수(鄕愁) 시 / 정 지 용

넓은 벌 동쪽 끝으로
옛이야기 지줄대는 실개천이 휘돌아 나가고,
얼룩백이 황소가
해설피 금빛 게으른 울음을 우는 곳, (*후렴)

질화로에 재가 식어지면
비인 밭에 밤바람 소리 말을 달리고,
엷은 졸음에 겨운 늙으신 아버지가
짚베개를 돋아 고이시는 곳, (*후렴)

흙에서 자란 내 마음
파아란 하늘빛이 그리워
함부로 쏜 화살을 찾으려
풀섶 이슬에 함추름 휘적시던 곳, (*후렴)

전설 바다에 춤추는 밤물결 같은
검은 귀밑머리 날리는 어린 누이와
아무렇지도 않고 예쁠 것도 없는
사철 발 벗은 아내가
따가운 햇살을 등에 지고 이삭 줍던 곳, (*후렴)

하늘에는 성근 별
알 수도 없는 모래성으로 발을 옮기고,
서리 까마귀 우지 짖고 지나가는 초라한 지붕,
흐릿한 불빛에 돌아앉아 도란도란 거리는 곳, (*후렴)

*(후렴) 그곳이 차마 꿈엔들 잊힐리야.

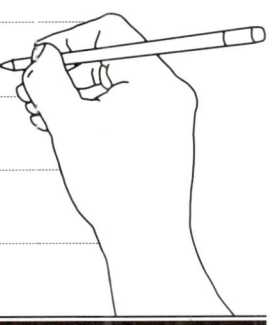

문학 작품 외우기

앞에서 외운 시를 바탕으로 빈칸에 들어갈 단어를 적어 보세요.

향수(鄕愁) 시 / 정지용

넓은 벌(　　)끝으로
옛이야기 지줄대는(　　)이 휘돌아 나가고,
얼룩백이(　　)가
해설피 금빛 게으른(　　)을 우는 곳, (*후렴)

(　　)에 재가 식어지면
비인 밭에(　　)소리 말을 달리고,
엷은 졸음에 겨운 늙으신(　　)가
(　　)를 돋아 고이시는 곳, (*후렴)

(　　)에서 자란 내 마음
파아란(　　)이 그리워
함부로 쏜(　　)을 찾으려
풀섶 이슬에(　　)휘적시던 곳, (*후렴)

전설 바다에 춤추는(　　)같은
검은(　　)날리는 어린(　　)와
아무렇지도 않고 예쁠 것도 없는
사철 발 벗은(　　)가
따가운(　　)을 등에 지고(　　)줍던 곳, (*후렴)

하늘에는 성근(　　)
알 수도 없는(　　)으로 발을 옮기고,
서리(　　)우지 짖고 지나가는 초라한 지붕,
흐릿한 불빛에 돌아앉아(　　　　)곳, (*후렴)

*(후렴)(　　　　　　　　)

매일의 단어 문제 | 다음 제시된 초성을 보고 유명 건축물을 맞혀보세요.

〈예시〉 ㅊㅇㅁ → 천안문

1. ㅇㅍㄹ하우스
2. ㅌㅈㅁㅎ
3. ㅍㅅ의ㅅㅌ
4. ㅍㄹㅁㄷ
5. ㄱ선ㅁ

6. ㅅ ㅂㄷ로 대ㅅㄷ
7. ㅂㄹ사 ㅇ ㄱㅈ
8. ㅍ타ㄱ
9. ㅇㅍ탑
10. ㅂ 킹 ㅇ ㄱ 전

이야기 만들기

세 개의 단어를 이용하여 재미있는 문장을 만들어 보세요. 단어의 순서는 바뀌어도 상관없습니다.

예시) **천둥, 아기, 보석**
  (**천둥**치는 하늘 아래 놀란 **아기**의 얼굴이 값진 **보석**처럼 창백하구나.)

1. 동쪽, 황소, 울음

2. 질화로, 밤바람, 아버지

3. 누이, 아내, 햇살

4. 별, 모래성, 까마귀

수요일

수면장애 / 문제

10-2-3

1. 다음 그림 아래 빈칸에 알맞은 용어를 적어 보세요.

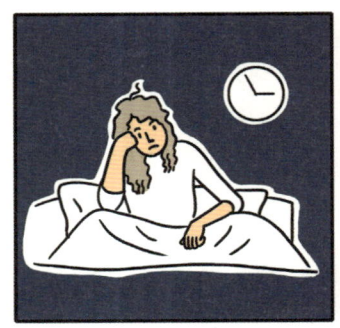 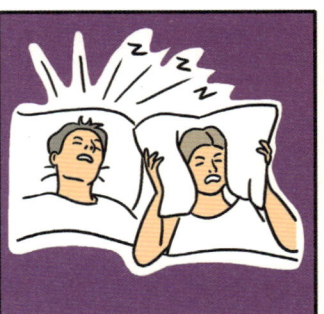 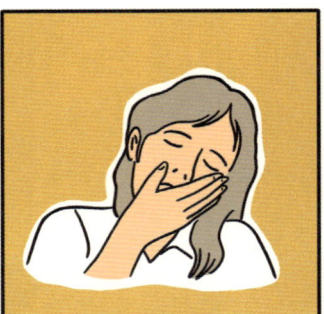 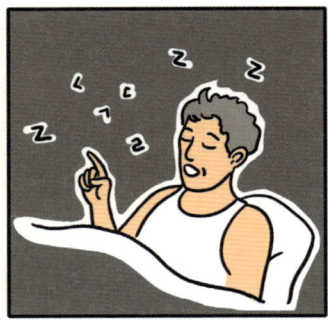

못잔다	심하게 코를 곤다	너무 졸리다	꿈을 꾸며 주먹질을 하고 소리를 지른다
(　　　　)	(　　　　)	(　　　　)	(　　　　)

2. 다음 중 수면장애로 생기는 질환이 <u>아닌 것</u>을 찾아 모두 동그라미 표시하세요.

			비만	노안
관상동맥질환	심근경색	비염	우울증	
치매	난청	피로	성기능저하	기억력 저하

3. 건강한 수면을 위한 10계명입니다. 빈칸을 채워 넣으세요.

1. 잠자리에 드는 시간과 아침에 일어나는 시간을 ___ㄱㅊㅈ___ 으로 하라.
2. 잠자리에 ___ㅅㅇ___ 을 없애고, ___ㅇㄷ___ 와 조명을 안락하게 하라.
3. ___ㄴㅈ___ 은 피하고 자더라도 15분 이내로 제한하라.
4. 40분 동안 땀이 날 정도의 낮 ___ㅇㄷ___ 은 수면에 도움이 된다.
5. ___ㅋㅍㅇ___ 이 함유된 음식, 알코올 그리고 ___ㄴㅋㅌ___ 은 피하라.
6. 잠자기 전 과도한 ___ㅅㅅ___ 를 피하고 적당한 수분 섭취를 하라.
7. ___ㅅㅁㅈ___ 의 일상적 사용을 피하라.
8. 과도한 ___ㅅㅌㄹㅅ___ 와 긴장을 피하고 이완하는 법을 배워라.
9. 잠자리는 ___ㅅㅁ___ 과 ___ㅂㅂㅅㅎ___ 을 위해서만 사용하라.
10. 잠자리에 들어 _____ 분 이내 잠이 오지 않는다면, 잠자리에서 일어나 이완하고 있다가 ___ㅍㄱㅎ___ 느낌이 들 때 다시 잠자리에 들어라.

도형 회전

회전된 4개의 입체도형 중에 색깔 토막의 위치가 다른 도형 하나를 찾아 보세요.

예시)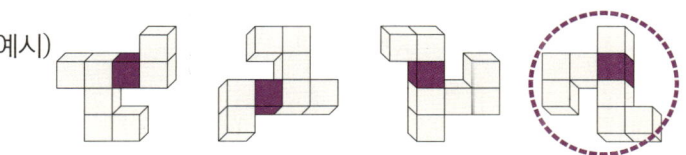

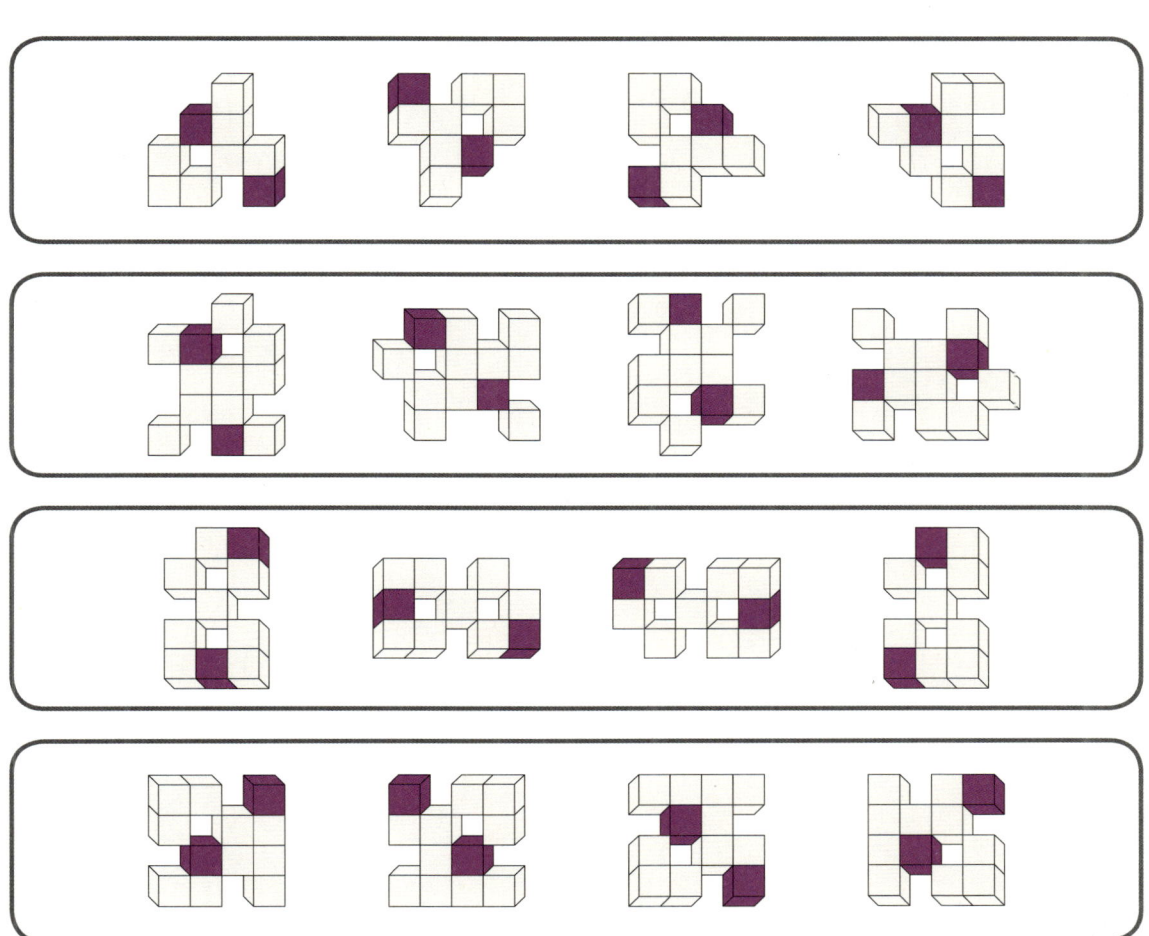

매일의 단어 문제 | 두 글자씩 짝을 지어 단어를 만들어 보세요. (글자는 중복해서 사용해도 됩니다)

생		물	고
양		경	
뇌		제	
	두		보
념	병	일	

양보

목요일

수면장애 / 컬러링

숙면을 취하는 모습을 따라 그려보고 색칠도 해보세요

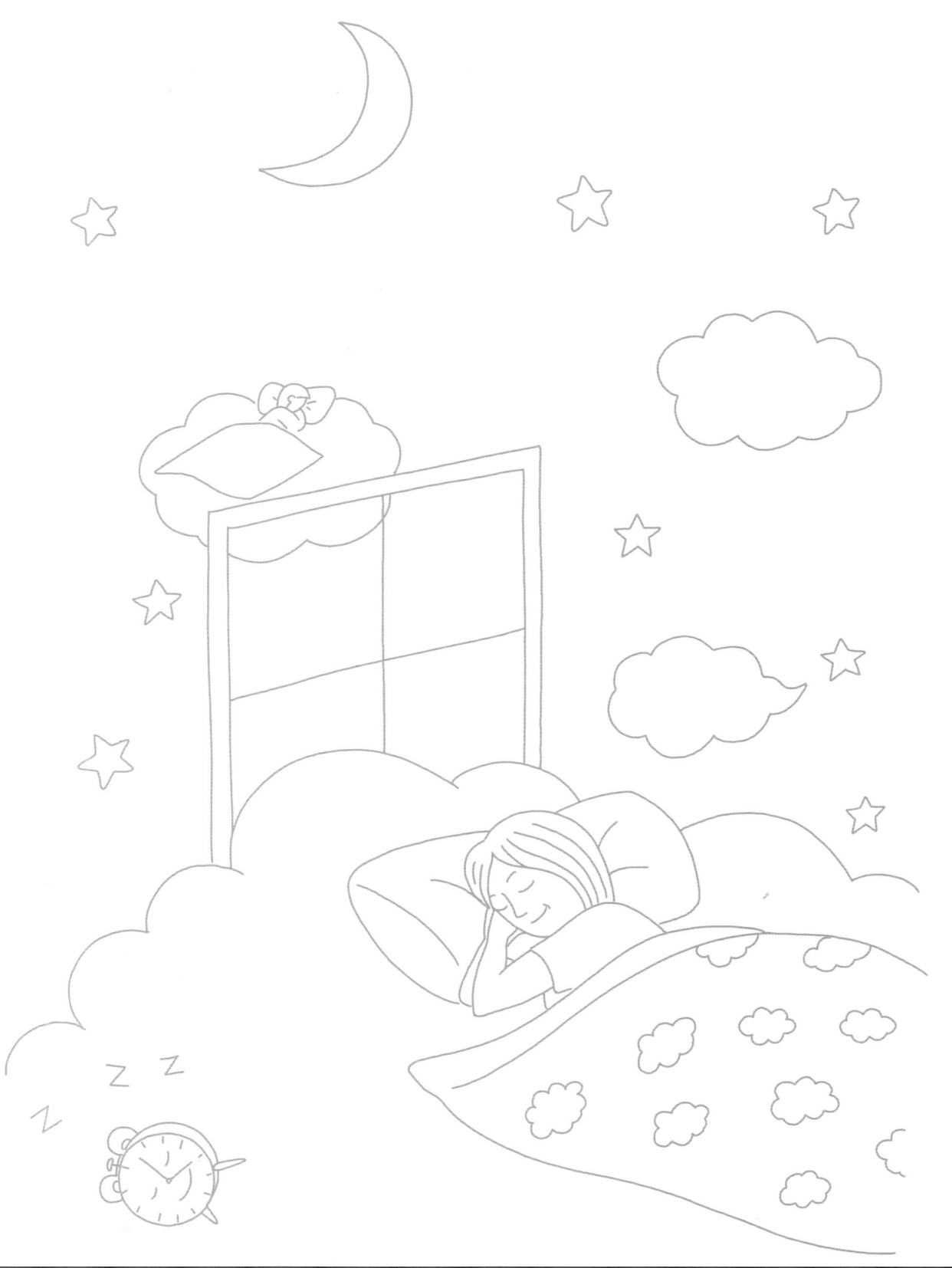

주사위 계산

주사위의 동그라미 개수를 숫자로 바꿔 식을 만들어 계산해 보세요.
주사위 두 개는 두 자리 숫자, 세 개는 세 자리 숫자가 되며, 문제 안에 괄호가 있을 경우 괄호 안의 식을 먼저 푼 다음에 앞에서부터 차례대로 계산하면 됩니다.

예시) (4+5) × 11 = 99

1. ⬚⬚ + ⬚⬚ − ⬚⬚ = (   )

2. (⬚⬚ − ⬚⬚) × ⬚⬚ = (   )

3. (⬚⬚⬚ − ⬚⬚) ÷ ⬚⬚ = (   )

4. ⬚⬚ × ⬚⬚ − ⬚⬚ = (   )

5. ⬚⬚⬚ − ⬚⬚ + ⬚⬚ = (   )

6. ⬚⬚ × (⬚⬚⬚ − ⬚⬚) = (   )

매일의 단어 문제 | 다음의 초성으로 만들 수 있는 단어를 20개 이상 적어 보세요.

[ㅎ ㅈ] 행정,

금요일

일주일 정리

이번 한 주 내가 한 일들을 떠올려 보세요. 기억력 향상에 많은 도움이 됩니다.

월 :

화 :

수 :

목 :

금 :

이번 주 만난 사람 :

나의 긍정 점수

지난 한 주 만난 사람, 주위 사람들을 떠올리고 한 사람씩 평가해 보세요.
그 평가가 바로 당신의 긍정 정도를 말해 줍니다.

대상 |

점수 |
(100점 만점)

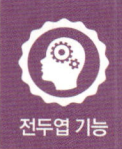

반대 개념 찾기

아래 표에서 반대되는 개념끼리 짝 지어진 것을 모두 찾아 동그라미 표시해 보세요.
앞에서부터 순서대로 해야 하며, 가능한 한 빨리 정확하게 해보세요.

보기 = 남(男) ↔ 녀(女) / 생(生) ↔ 사(死) / 대(大) ↔ 소(小) / 유(有) ↔ 무(無)

무有	남男	사生	대大	소小	소大	녀女	생生	사死
남小	남女	무男	대小	사大	유無	유小	대女	사生
녀男	소大	대男	사無	무有	생死	대小	유大	유無
생小	생死	녀男	소女	사小	무有	남生	소大	사小
유生	대小	소死	무有	사生	대生	소無	남大	생小
무有	사大	유無	무死	유小	소大	대女	녀男	생死
생有	사生	소大	생死	무有	소男	대小	사女	유男
녀男	유小	사大	유無	유女	사生	생女	무有	소大
소大	유無	대小	녀男	대死	무男	무有	생死	유生

매일의 단어 문제 | 다음 제시된 초성을 보고 유명 건축물을 맞혀보세요.

〈예시〉 ㅊㅇㅁ → 천안문

1. ㅇㅍㅇ ㅇㅅㅌㅇㅌ ㅂㄷ
2. ㅋㄹㅅㅇ
3. ㅁㄹㄴ ㄷㅅㄷ
4. ㄴㅌㄹㄷ ㄷㅅㄷ
5. ㄱㅂ궁
6. ㅂ국ㅅ
7. ㅎㅁㅈ 성
8. ㅇㅋㄹ ㅇㅌ
9. ㅂㄹㅈ ㅎㄹㅍ
10. ㅍㄹㅌㄴ 신ㅈ

10주 [정답]

10-1 [주의집중력 _ 글자 찾기]

넓은 벌 동쪽 끝으로 = 2개
옛이야기 지줄대는 실개천이 휘돌아 나가고,
얼룩백이 황소가 = 1개
해설피 금빛 게으른 울음을 우는 곳, (*후렴) = 1개

질화로에 재가 식어지면
비인 밭에 밤바람 소리 말을 달리고, = 4개
엷은 졸음에 겨운 늙으신 아버지가 = 2개
짚베개를 돋아 고이시는 곳, (*후렴) = 1개

흙에서 자란 내 마음
파아란 하늘빛이 그리워 = 1개
함부로 쏜 화살을 찾으려 = 1개
풀섶 이슬에 함추름 휘적시던 곳, (*후렴)

전설 바다에 춤추는 밤물결 같은 = 2개
검은 귀밑머리 날리는 어린 누이와
아무렇지도 않고 예쁠 것도 없는 = 3개
사철 발 벗은 아내가 = 2개
따가운 햇살을 등에 지고 이삭 줍던 곳, (*후렴) = 1개

하늘에는 성근 별 = 1개
알 수도 없는 모래성으로 발을 옮기고, = 2개
서리 까마귀 우지 짖고 지나가는 초라한 지붕, = 1개
흐릿한 불빛에 돌아앉아 도란도란 거리는 곳, (*후렴) = 2개

* (후렴) 그곳이 차마 꿈엔들 잊힐리야.

ㅂ 의 총 개수 = (27) 개

[매일의 단어 문제]

하마, 학명, 학모, 학문, 한물, 한몫, 할매, 할맥, 할멈, 할미, 항마, 항만, 항목, 항문, 함몰, 항만, 해마, 해면, 해명, 해몽, 해물, 허망, 허무, 허물, 허밍, 헬멧, 혁명, 현명, 현무, 현문, 현물, 현미, 혈맥, 형문, 호명, 호미, 호밀, 혼미, 홀몸, 홑몸, 화면, 화목, 화물, 환매, 환멸, 효모, 후문, 휴면, 휴무, 흉몽, 흉문, 흉물, 흑막, 흠모, 흥망, 희망 등 기타 다른 단어도 있습니다.

10-2-1 [기억력 _ 문학 작품 외우기]

넓은 벌 (동쪽) 끝으로
옛이야기 지줄대는 (실개천)이 휘돌아 나가고,
얼룩백이 (황소)가
해설피 금빛 게으른 (울음)을 우는 곳, (*후렴)

(질화로)에 재가 식어지면
비인 밭에 (밤바람) 소리 말을 달리고,
엷은 졸음에 겨운 늙으신 (아버지)가
(짚베개)를 돋아 고이시는 곳, (*후렴)

(흙)에서 자란 내 마음
파아란 (하늘빛)이 그리워
함부로 쏜 (화살)을 찾으려
풀섶 이슬에 (함추름) 휘적시던 곳, (*후렴)

전설 바다에 춤추는 (밤물결) 같은
검은 (귀밑머리) 날리는 어린 (누이)와
아무렇지도 않고 예쁠 것도 없는
사철 발 벗은 (아내)가
따가운 (햇살)을 등에 지고 (이삭) 줍던 곳, (*후렴)

하늘에는 성근 (별)
알 수도 없는 (모래성)으로 발을 옮기고,
서리 (까마귀) 우지 짖고 지나가는 초라한 지붕,
흐릿한 불빛에 돌아앉아 (도란도란 거리는) 곳, (*후렴)

*(후렴) (그곳이 차마 꿈엔들 잊힐리야.)

[매일의 단어 문제]

1. 오페라하우스
2. 타지마할
3. 피사의 사탑
4. 피라미드
5. 개선문
6. 성 베드로 대성당
7. 베르사유 궁전
8. 펜타곤
9. 에펠탑
10. 버킹엄 궁전

[정답]

🔵 10-2-2 [기억력 _ 이야기 만들기] (예시 답안)

1. 동쪽, 황소, 울음
   - 새벽해가 동쪽에서 떠오르면 부지런한 우리 집 황소가 음메 울음소리를 내며 여물을 달라고 소리친다. (76세, 이옥희님)

2. 질화로, 밤바람, 아버지
   - 추운 겨울 창밖에 밤바람 휘몰아칠 때면 질화로에 군고구마 주워주시던 아버지가 보고 싶습니다. (61세, 윤인숙님)

3. 누이, 아내, 햇살
   - 햇살 아래 누이와 아내 얼굴이 햇살처럼 환하구나 (69세, 이남숙님)
   - 아름다운 햇살이 눈부시게 아름다울 때 누이와 아내는 정답게 정원을 거닐고 있다. (68세, 박정순님)

4. 별, 모래성, 까마귀
   - 아름다운 해변에서 밤하늘의 별을 헤이며 모래성을 쌓는데, 길 잃은 까마귀가 하늘을 휘저으며 날아간다. (74세, 장영자님)

🔵 10-2-3 [수면장애 문제]

1. 1) 불면증, 2) 수면무호흡증, 3) 기면증, 4) 렘수면 행동장애
2. 비염, 난청, 노안
3. 1) 규칙적, 2) 소음, 온도, 3) 낮잠, 4) 운동, 5) 카페인, 니코틴 6) 식사, 7) 수면제, 8) 스트레스, 9) 수면, 부부생활, 10) 20, 피곤한

🔵 10-3 [시공간 능력 _ 도형 회전]

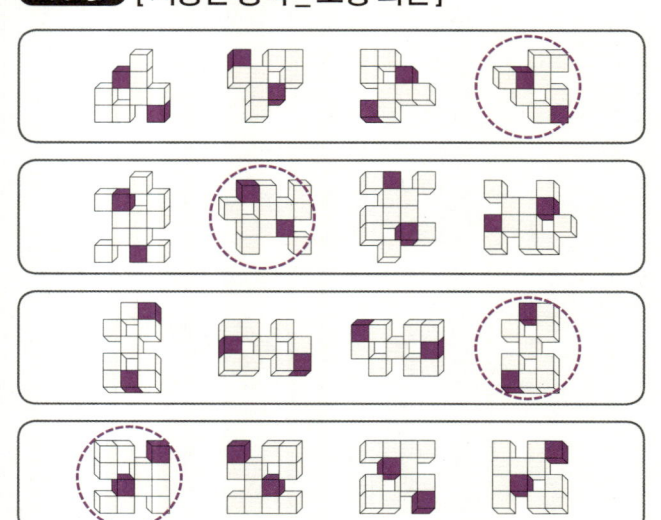

[매일의 단어 문제]

경고, 경물, 경보, 경양, 경일, 경제, 고경, 고념, 고뇌, 고물, 고병, 고보, 고생, 고양, 뇌물, 두뇌, 물고, 물병, 물일, 병고, 병뇌, 병제, 보고, 보물, 보병, 보양, 생경, 생고, 생념, 생두, 생물, 생병, 생일, 양념, 양두, 양물, 양병, 양보, 양생, 양일, 양제, 일경, 일고, 일념, 일물, 일병, 일보, 일생, 일양, 일제, 제념, 제두, 제물, 제병, 제보, 제생, 제일 등 기타 다른 단어도 있습니다.

10-3-1 [수면장애 / 컬러링]

(정답은 따로 없습니다.)

10-4 [계산력 _ 주사위 계산]

1. 66 + 44 − 56 = 54
2. (24 − 16) x 53 = 424
3. (161 − 53) ÷ 12 = 9
4. 11 x 22 − 63 = 179
5. 143 − 55 + 34 = 122
6. 26 x (213 − 165) = 1248

[매일의 단어 문제]

하자, 하지, 하직, 학자, 학장, 학점, 한자, 한잔, 한적, 한정, 한족, 한줌, 한중, 한증, 한지, 할증, 함정, 합작, 합장, 합주, 항쟁, 항전, 해장, 해저, 해적, 해전, 해제, 해직, 행장, 행적, 행정, 행주, 행직, 행진, 허장, 허전, 허접, 허점, 헌장, 현장, 헌정, 험준, 헛짓, 현자, 현재, 현저, 현존, 현지, 현직, 혈전, 혈족, 협정, 협조, 형제, 형질, 호적, 호전, 호접, 호젓, 호조, 호족, 호주, 혹자, 혼자, 혼잡, 혼재, 혼전, 혼주, 홍조, 화자, 화장, 화재, 화전, 화제, 확장, 확정, 확증, 환자, 환장, 환전, 활자, 활주, 황제, 황족, 회장, 회전, 회진, 횟집, 횡재, 훈장, 휘장, 효자, 후자, 후진, 휴전, 휴지, 휴직, 흑자, 흔적, 흠집, 흥정, 히잡, 힘줄 등 기타 다른 단어도 있습니다.

10-5 [전두엽 기능 _ 반대 개념 찾기]

무有	남男	사生	대大	소小	소大	녀女	생生	사死
남小	남女	무男	대小	사大	유無	유小	대女	사生
녀男	소大	대男	사無	무有	생死	대小	유大	유無
생小	생死	녀男	소女	사小	무有	남生	소大	사小
유生	대小	소死	무有	사生	대生	소無	남大	생小
무有	사大	유無	무死	유小	소大	대女	녀男	생死
생有	사生	소大	생死	무有	소男	대小	사女	유男
녀男	유小	사大	유無	유女	사生	생女	무有	소大
소大	유無	대小	녀男	대死	무男	무有	생死	유生

[매일의 단어 문제]

1. 엠파이어스테이트 빌딩
2. 콜로세움
3. 밀라노 대성당
4. 노트르담 대성당
5. 경복궁
6. 불국사
7. 히메지 성
8. 앙코르 와트
9. 부르즈 할리파
10. 파르테논 신전

월요일

일주일 계획

이번 일주일을 생각하며 해야 할 일들을 정리해 보세요.

꼭 해야 할 일들 :

월 :

화 :

수 :

목 :

금 :

중요한 약속 / 만날 사람 :

재미난 계획 :

같은 모양 찾기

아래의 표 안에서 가로와 세로 중, 보기에서 제시된 모양 순서대로 되어있는 것을 모두 찾아 동그라미 표시 하세요. 대각선 방향은 제외하며, 정답은 예시 포함하여 총 20개입니다.

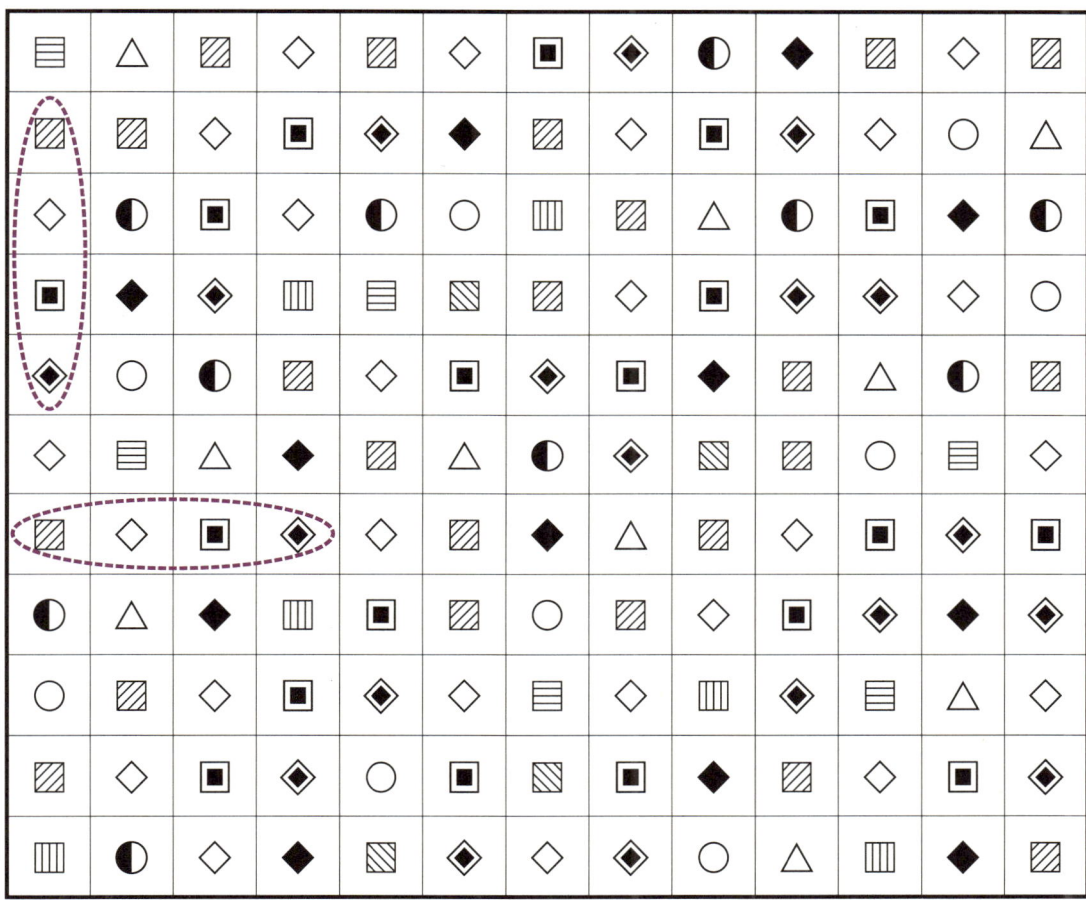

매일의 단어 문제 | 다음의 초성으로 만들 수 있는 단어를 20개 이상 적어 보세요.

[ㅎ ㅂ] 행복,

화요일

안면경련

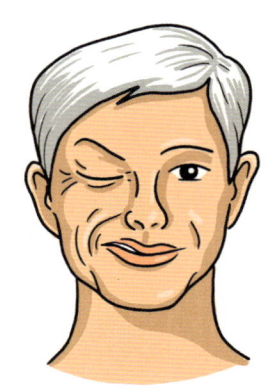

50대 주부 A씨는 언제부터인가 왼쪽 눈 밑 근육이 움찔움찔 떨리는 느낌을 받았습니다. 특별히 아프지 않았지만 눈밑이 떨릴때마다 사람들의 시선이 신경쓰였습니다. 얼마전 대학병원에 가보니 안면경련이라는 진단을 받았습니다.

얼굴 근육은 얼굴신경(제7뇌신경)에 의해서 움직입니다. 얼굴신경은 뇌에서 나와 얼굴 근처에서 여러 갈래로 나뉘어져 각 부분의 얼굴 근육을 미세하게 조정합니다. 안면경련은 얼굴신경이 뇌에서 나오는 부위가 혈관에 눌리면서 증상이 생기는 것입니다. 대부분의 환자가 눈 근처에서부터 증세가 시작돼 아랫부분으로 범위가 넓어집니다. 대부분의 경우 한쪽 얼굴에만 국한되고, 잠을 잘 때도 나타날 수 있습니다.

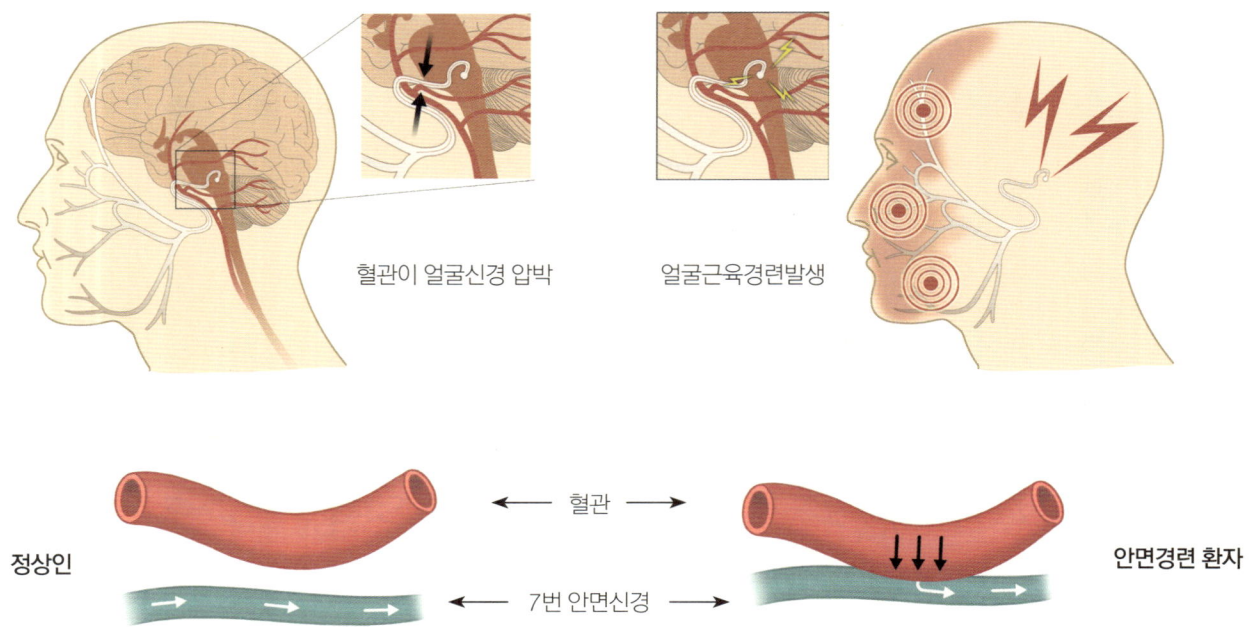

안면경련의 치료는 **보톡스 주사**와 **미세혈관 감압술**이 있습니다.

1) 보톡스 주사는 얼굴 경련이 일어나는 근육주변에 주사하여 잘못된 신경신호의 전달을 차단하여 증상을 없애줍니다. 맞은 후 3~7일 부터 효과가 나타나서 4~5개월간 지속됩니다. 그러나 다시 증상이 발생하면 주사를 반복해서 맞아야 하는 불편함이 있습니다.

2) 미세혈관 감압술은 테플론이라는 스폰지를 신경 압박을 일으키는 혈관과 안면신경 사이에 고정시켜 경련의 근본원인을 치료하는 수술법입니다.

현재까지 알려진 예방법은 없습니다. 안면경련은 긴장하거나 스트레스를 받으면 더 심해지는 경향이 있습니다. 안정을 취하고 전문의에게 진료를 받는 것이 좋습니다.

[삼성서울병원 뇌신경센터 : 박관 교수 감수]

얼굴과 이름 및 정보 기억하기

아래 제시된 얼굴과 정보를 기억해 보세요. 얼굴 표정이나 특징을 잘 살피고 정보들 간의 연관성을 찾아 외워보기 바랍니다. 다음 장을 넘겨 빈칸에 들어갈 정보를 적어 봅시다.

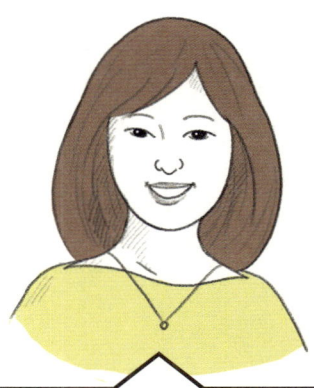

- 이름 : **송 다 혜** (多惠 많을 다, 은혜 혜)
- 나이 : 27세
- 현재 사는 곳 : 서울시 양천구
- 직업 : 유치원 교사
- 취미 : 요가
- 기억에 남는 여행지 : 일본 오사카
- 올해 이루고 싶은 꿈 : 유럽 여행 가는 것

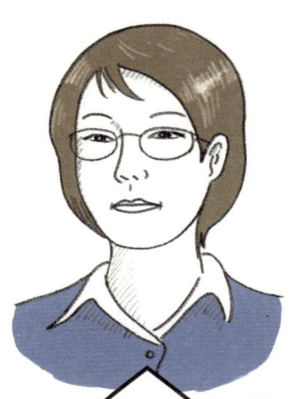

- 이름 : **이 선 영** (善榮 착할 선, 꽃 영)
- 나이 : 25세
- 현재 사는 곳 : 서울시 마포구
- 직업 : 은행원
- 취미 : 음악 감상
- 기억에 남는 여행지 : 호주 시드니
- 올해 이루고 싶은 꿈 : 운전 면허 자격증 취득하는 것

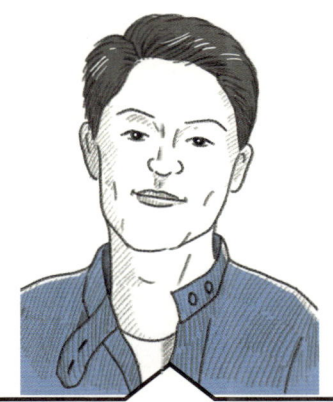

- 이름 : **박 건 식** (建植 세울 건, 심을 식)
- 나이 : 39세
- 현재 사는 곳 : 경기도 성남시
- 직업 : 자동차 정비사
- 취미 : 컴퓨터 게임
- 기억에 남는 여행지 : 제주도
- 올해 이루고 싶은 꿈 : 부모님 해외 여행 보내 드리는 것

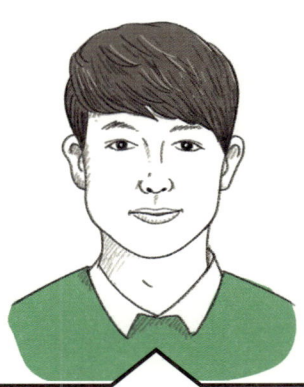

- 이름 : **박 민 기** (珉基 옥돌 민, 터 기)
- 나이 : 21세
- 현재 사는 곳 : 부산시 해운대구
- 직업 : 대학생
- 취미 : 수영
- 기억에 남는 여행지 : 캐나다 토론토
- 올해 이루고 싶은 꿈 : 장학금 받는 것

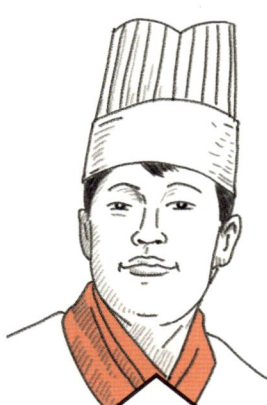

- 이름 : **이 충 식** (忠式 충성 충, 법 식)
- 나이 : 34세
- 현재 사는 곳 : 서울시 광진구
- 직업 : 호텔 주방장
- 취미 : 복싱
- 기억에 남는 여행지 : 프랑스 파리
- 올해 이루고 싶은 꿈 : 내 집 장만하는 것

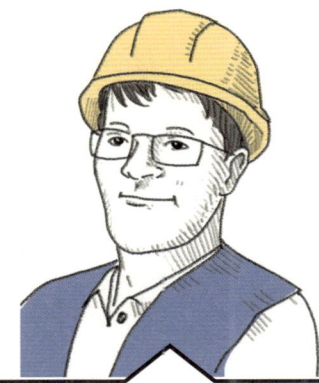

- 이름 : **유 지 석** (智秳 지혜 지, 섬 석)
- 나이 : 45세
- 현재 사는 곳 : 강원도 속초시
- 직업 : 건축가
- 취미 : 영화 감상
- 기억에 남는 여행지 : 스페인 바르셀로나
- 올해 이루고 싶은 꿈 : 나만의 집을 짓는 것

얼굴과 이름 및 정보 기억하기

1. 방금 외웠던 얼굴을 기억하면서 다음에 제시된 사람의 이름을 적어보세요.

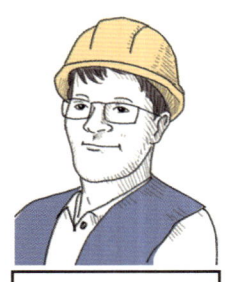 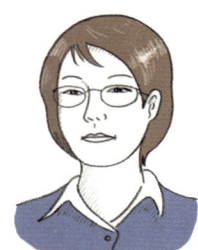 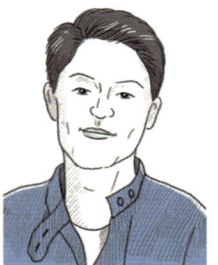 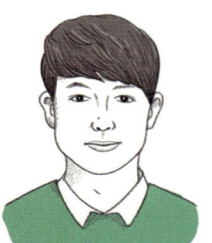 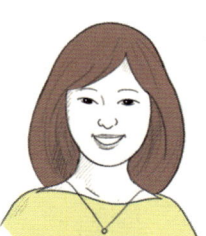 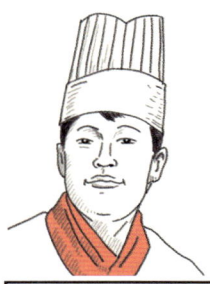

| 유○○ | 이○○ | 박○○ | | | |

2. 올해 이루고 싶은 꿈의 내용을 보고 누구의 것인지 생각해 보세요.
   그 사람의 정보를 찾아 선으로 연결하세요.

유럽 여행 가는 것	•	•	25세 여성
나만의 집을 짓는 것	•	•	34세 남성
운전 면허 자격증 취득하는 것	•	•	27세 여성
장학금 받는 것	•	•	21세 남성
내 집 장만 하는 것	•	•	39세 남성
부모님 해외 여행 보내 드리는 것	•	•	45세 남성

매일의 단어 문제 | 다음 제시된 초성을 보고 한복 명칭을 맞혀 보세요.

〈예시〉 ㅊ ㅁ → 치마

1. ㅂ 자
2. ㅈ ㄱ 리
3. ㄷ 포
4. ㅁ ㄱ 자
5. ㄷ ㄹ ㅁ 기

6. ㄷ 의
7. ㅈ 삼
8. ㄷ 정
9. ㄱ
10. ㅈ 동

얼굴과 이름 및 정보 기억하기

앞에서 기억한 것들을 다시 떠올려 볼까요?
얼굴과 이름 및 나머지 정보를 보고 빈칸을 들어갈 것들을 채워 넣어 보세요.

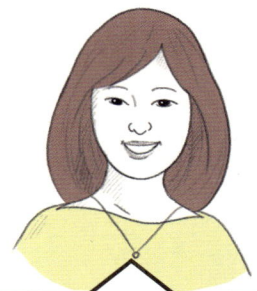

- 이름 : **송 다 혜** (多惠 많을 다, 은혜 혜)
- 나이 : 27세
- 현재 사는 곳 : 서울시 (   )
- 직업 : (   )
- 취미 : (   )
- 기억에 남는 여행지 : 일본 (   )
- 올해 이루고 싶은 꿈 : 유럽 여행 가는 것

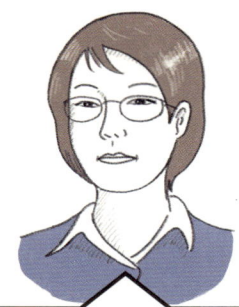

- 이름 : **이 선 영** (善榮 착할 선, 꽃 영)
- 나이 : 25세
- 현재 사는 곳 : 서울시 (   )
- 직업 : (   )
- 취미 : (   )
- 기억에 남는 여행지 : 호주 (   )
- 올해 이루고 싶은 꿈 : 운전 면허 자격증 취득하는 것

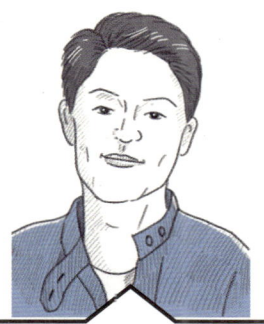

- 이름 : **박 건 식** (建植 세울 건, 심을 식)
- 나이 : 39세
- 현재 사는 곳 : 경기 도 (   )
- 직업 : (   )
- 취미 : (   )
- 기억에 남는 여행지 : (   )
- 올해 이루고 싶은 꿈 : 부모님 해외 여행 보내 드리는 것

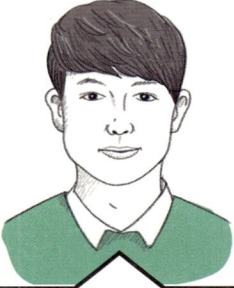

- 이름 : **박 민 기** (珉基 옥돌 민, 터 기)
- 나이 : 21세
- 현재 사는 곳 : 부산시 (   )
- 직업 : (   )
- 취미 : (   )
- 기억에 남는 여행지 : 캐나다 (   )
- 올해 이루고 싶은 꿈 : 장학금 받는 것

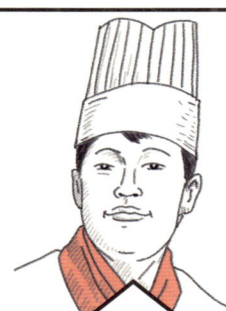

- 이름 : **이 충 식** (忠式 충성 충, 법 식)
- 나이 : 34세
- 현재 사는 곳 : 서울시 (   )
- 직업 : (   )
- 취미 : (   )
- 기억에 남는 여행지 : 프랑스 (   )
- 올해 이루고 싶은 꿈 : 내 집 장만하는 것

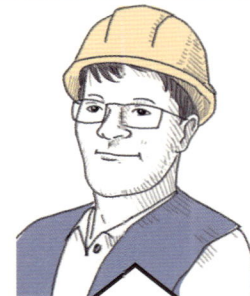

- 이름 : **유 지 석** (智柘 지혜 지, 섬 석)
- 나이 : 45세
- 현재 사는 곳 : 강원도 (   )
- 직업 : (   )
- 취미 : (   )
- 기억에 남는 여행지 : 스페인 (   )
- 올해 이루고 싶은 꿈 : 나만의 집을 짓는 것

생각나는 손자, 손녀의 이름을 모두 적어 보세요.

수요일

안면경련 / 문제

11-2-3

1. 다음 빈칸에 들어갈 알맞은 단어를 순서대로 짝지어진 것을 고르세요.

> 얼굴 근육은 얼굴신경(A. _____)에 의해서 움직입니다.
> 얼굴신경은 뇌에서 나와 얼굴 근처에서 여러 갈래로 나뉘어져 각 부분의 (B. _____)을 미세하게 조정합니다.
> (C. _____)은 얼굴신경이 뇌에서 나오는 부위가 혈관에 눌리면서 증상이 생기는 것입니다.
> 대부분의 환자가 눈 근처에서부터 증세가 시작돼 아랫부분으로 범위가 넓어집니다.

	A	B	C
1)	제5뇌신경	얼굴근육	안면경련
2)	제6뇌신경	미세근육	안면홍조
3)	제7뇌신경	얼굴근육	안면경련
4)	제8뇌신경	미세근육	안면창백

2. 괄호 안에 알맞은 용어를 써넣으세요.

   안면경련의 치료법으로 얼굴 경련이 일어나는 근육주변에 약물을 주사하여 증상을 없애주는 (ㅂㅌㅅ) 주사법과 테플론이라는 스폰지를 신경 압박을 일으키는 혈관과 안면신경 사이에 고정시켜 경련의 근본원인을 치료하는 (ㅁㅅ) 혈관 감압술이 있습니다.

3. 다음 물음 중 맞으면 O, 틀리면 X로 표시하세요.

   1) 안면경련은 보통은 특별히 아프지 않다 (   )
   2) 얼굴근육은 제7뇌신경에 의해서 움직인다 (   )
   3) 얼굴신경은 뇌에서 나와서 목근처에서 여러 갈래로 나뉘어진다 (   )
   4) 안면경련은 얼굴신경이 뇌에서 나오는 부위가 혈관에 눌리면서 증상이 생긴다 (   )
   5) 안면경련의 치료는 보톡스 주사와 말초혈관 감압술이 있다 (   )

위에서 본 모양

왼쪽에 블록들이 쌓여 있습니다. 블록들을 위에서 내려다 봤을 때 어떻게 보일지 생각해 보고, 오른쪽 빈칸에 모양과 색깔에 맞게 색칠해 보세요.

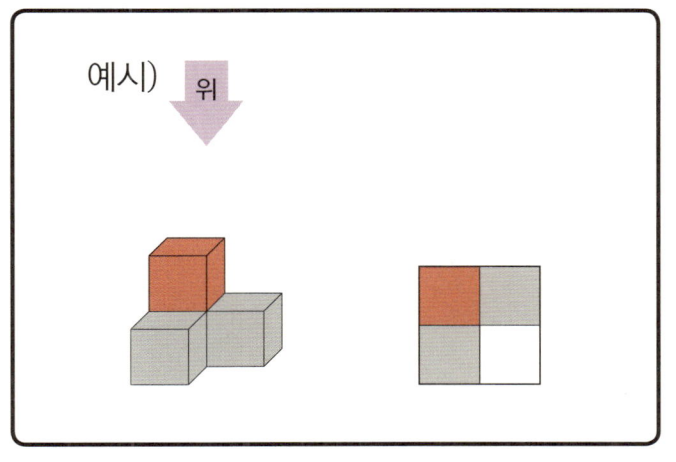

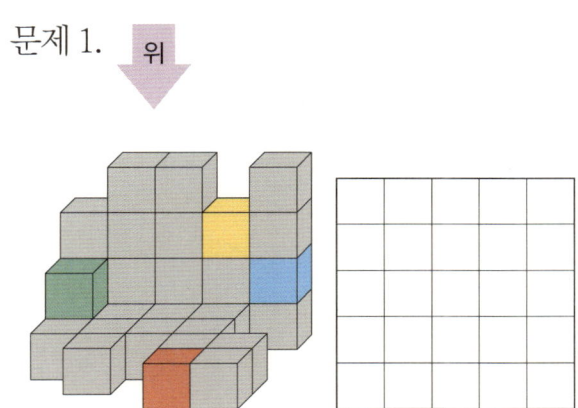

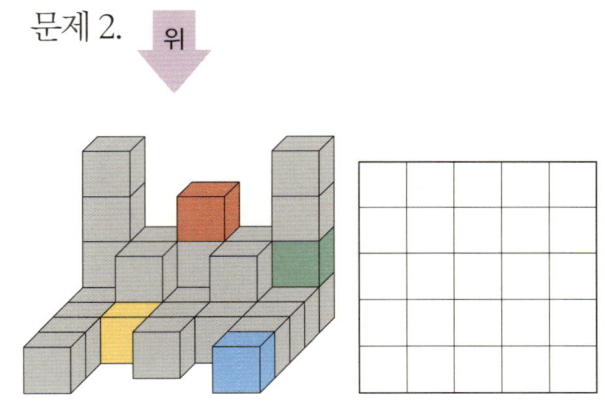

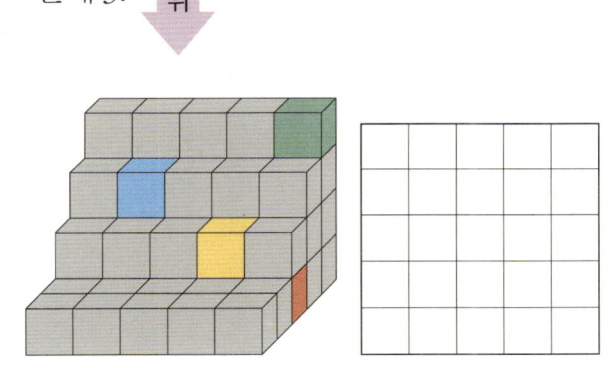

매일의 단어 문제 | 두 글자씩 짝을 지어 단어를 만들어 보세요. (글자는 중복해서 사용해도 됩니다)

```
        주
  도   목   소
    필  원  외
       마  행
  여   연       방
```

주방

목요일

안면경련 / 컬러링

선을 따라 그려보시고. 얼굴신경은 파란색, 혈관은 빨간색, 대뇌는 노란색으로 색칠해보세요.

- 얼굴신경 → 파란색
- 혈관 → 빨간색
- 대뇌 → 노란색

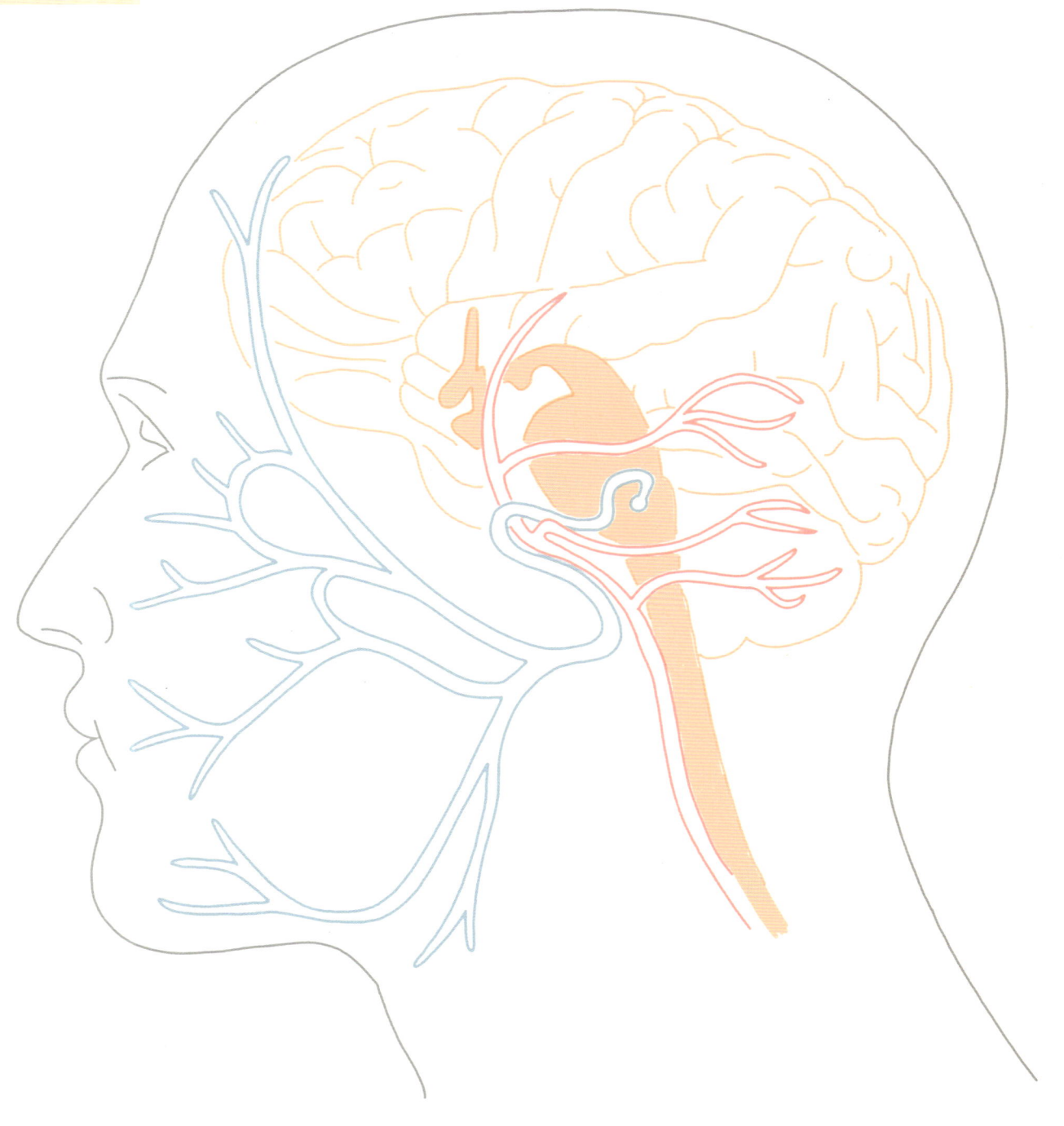

암호 계산

아래 표와 같이 영어마다 숫자가 정해져 있습니다. 정해진 숫자를 대입하여 계산해 보세요.
두 개의 모양이 연달아 붙어 있으면 두 자리 숫자, 세 개의 모양이 연달아 붙어 있으면 세 자리 숫자가 됩니다.

L	Z	V	Q	M	W	R	N	S	P
0	1	2	3	4	5	6	7	8	9

예시) MM + ZV =
44 + 12 = 56

ZL × (MW − QM) =
10 × (45 − 34) = 110

1. RW − VP + NS =

2. QN + ZLL − NP =

3. WS + QP + MW − ZVS =

4. NV + PP − RV − MN =

5. ZVZ ÷ (ZQN − ZVR) =

6. NM X (ZL + ZP) =

7. (ZLL − W) ÷ (ZW + M) =

8. (NS + QQ) X (RQ − QN − VR) =

9. (ZSP − PS + P) X P =

10. (NNN − ZPP − NS) ÷ VW =

11. SQ X (MQ + QW − RP) =

12. (RRR − MSS − ZNS) X ZZZ =

매일의 단어 문제 | 다음의 초성으로 만들 수 있는 단어를 20개 이상 적어 보세요.

[ㅎ ㅎ] 화해,

금요일

일주일 정리

이번 한 주 내가 한 일들을 떠올려 보세요. 기억력 향상에 많은 도움이 됩니다.

월 : _____

화 : _____

수 : _____

목 : _____

금 : _____

이번 주 만난 사람 :

_____

_____

_____

_____

_____

_____

나의 긍정 점수

지난 한 주 만난 사람, 주위 사람들을 떠올리고 한 사람씩 평가해 보세요.
그 평가가 바로 당신의 긍정 정도를 말해 줍니다.

대상											
점수 (100점 만점)											

전두엽 기능

도형 추론

도형을 잘 보고 일정한 규칙을 발견하여 빈 칸에 들어갈 알맞은 것을 아래 보기에서 골라 보세요.

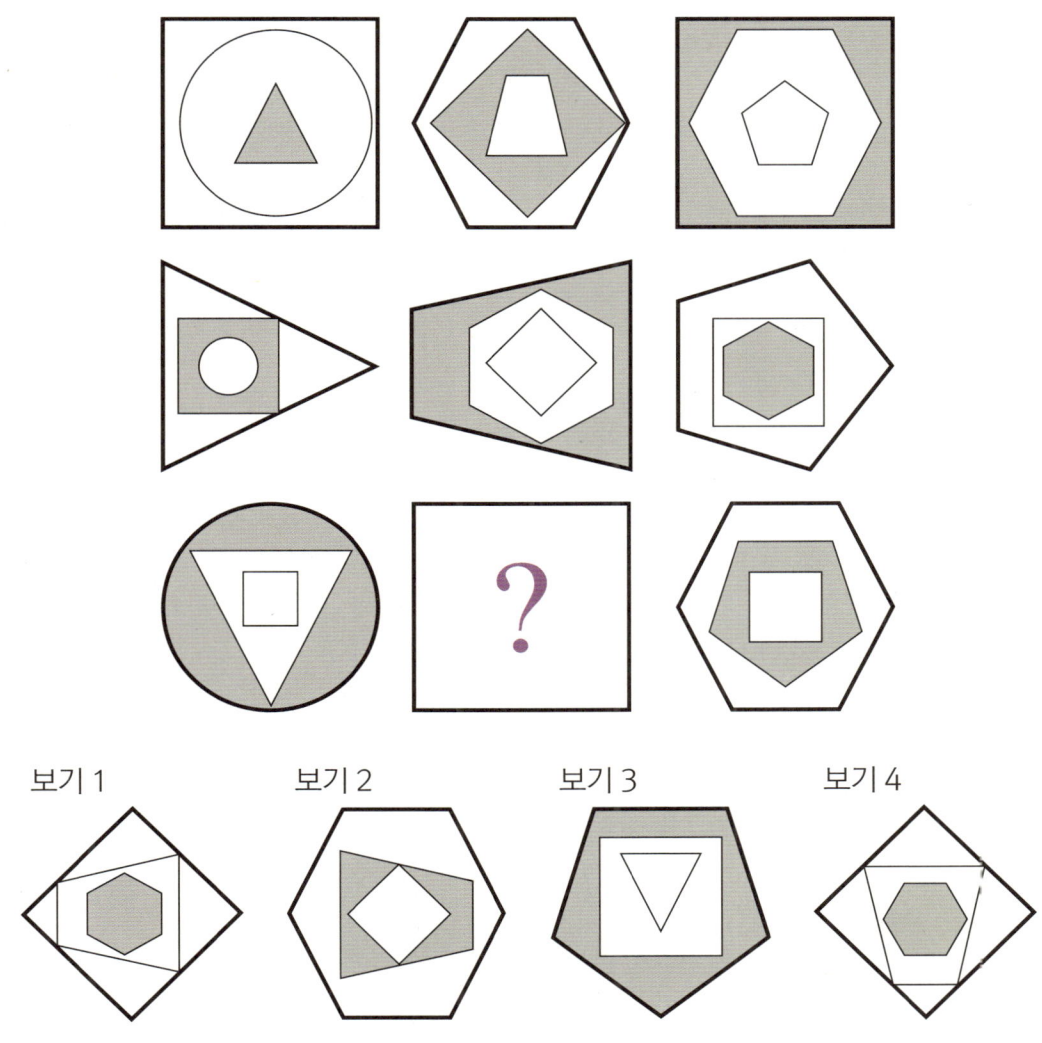

매일의 단어 문제	다음 제시된 초성을 보고 한복 명칭을 맞혀 보세요.

〈예시〉 ㅊㅁ → 치마

1. ㅅ	6. ㅂ래
2. ㄱㄹ	7. ㄷ님
3. ㄷ련	8. ㅊㅁㅁ기
4. ㅂ선	9. ㅍ
5. ㅅ구	10. ㅂ짓ㅂㄹ

11주 [정답]

11-1 [주의집중력 _ 같은 모양 찾기]

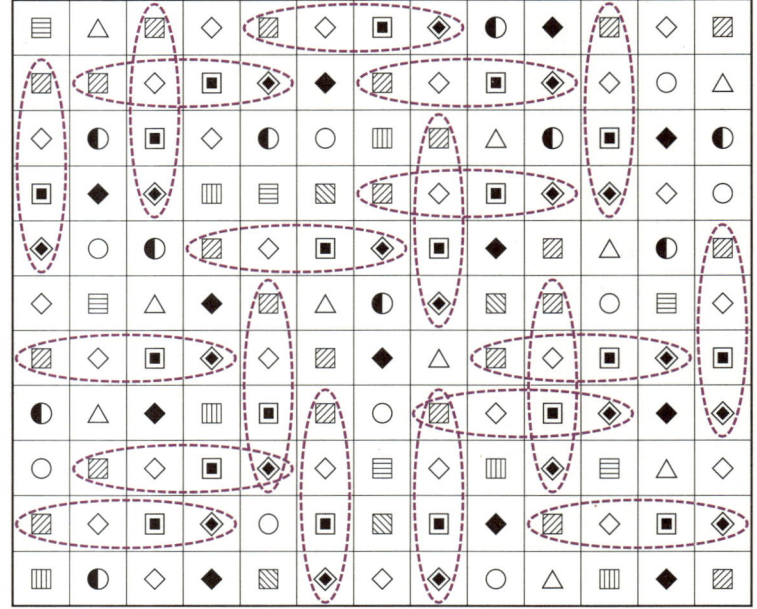

[매일의 단어 문제]

하복, 학번, 학벌, 학보, 학부, 학비, 한밤, 한방, 한번, 한벌, 한복, 할배, 할복, 할부, 함박, 합방, 합법, 합병, 합본, 합부, 항변, 항복, 향불, 해발, 해방, 해법, 해변, 해병, 해부, 해빙, 햇볕, 햇빛, 행방, 행보, 향방, 향배, 헌법, 헌병, 혈변, 협박, 형벌, 형법, 형부, 호봉, 혼방, 혼백, 홍반, 홍보, 화방, 화백, 화법, 화보, 화분, 확보, 환부, 환불, 활발, 활보, 황반, 횃불, 회보, 회복, 회분, 회비, 후반, 후발, 후방, 후배, 후보, 후불, 훈병, 훼방, 흉부, 흑반, 흑발, 흑백, 흥분, 희비 등 기타 다른 단어도 있습니다.

11-2-1 [기억력 _ 얼굴과 이름 및 정보 기억하기]

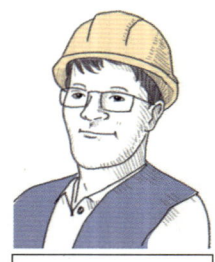 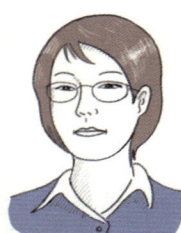 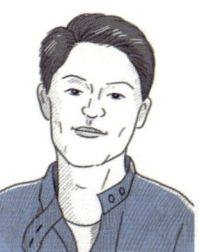 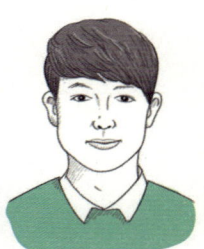 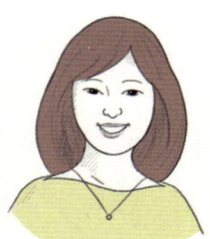 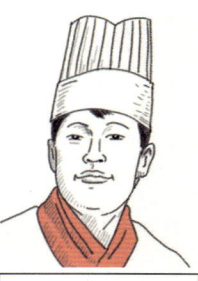

유지석 · 이선영 · 박건식 · 박민기 · 송다혜 · 이충식

- 유럽 여행 가는 것 — 25세 여성
- 나만의 집을 짓는 것 — 34세 남성
- 운전 면허 자격증 취득하는 것 — 27세 여성
- 장학금 받는 것 — 21세 남성
- 내 집 장만 하는 것 — 39세 남성
- 부모님 해외 여행 보내 드리는 것 — 45세 남성

[매일의 단어 문제]

1. 배자
2. 저고리
3. 도포
4. 마고자
5. 두루마기
6. 당의
7. 적삼
8. 동정
9. 깃, 길
10. 진동

11-2-2 [기억력 _ 얼굴과 이름 및 정보 기억하기]

- 이름 : **송 다 혜** (多惠 많을 다, 은혜 혜)
- 나이 : 27세
- 현재 사는 곳: 서울시 (양천구)
- 직업 : (유치원 교사)
- 취미 : (요가)
- 기억에 남는 여행지 : 일본 (오사카)
- 올 해 이루고 싶은 꿈 : 유럽 여행 가는 것

- 이름 : **이 선 영** (善榮 착할 선, 꽃 영)
- 나이 : 25세
- 현재 사는 곳: 서울시 (마포구)
- 직업 : (은행원)
- 취미 : (음악 감상)
- 기억에 남는 여행지 : 호주 (시드니)
- 올 해 이루고 싶은 꿈 : 운전 면허 자격증 취득하는 것

- 이름 : **박 건 식** (建植 세울 건, 심을 식)
- 나이 : 39세
- 현재 사는 곳: 경기도 (성남시)
- 직업 : (자동차 정비사)
- 취미 : 컴퓨터 게임
- 기억에 남는 여행지 : (제주도)
- 올 해 이루고 싶은 꿈 : 부모님 해외 여행 보내 드리는 것

- 이름 : **박 민 기** (珉基 옥돌 민, 터 기)
- 나이 : 21세
- 현재 사는 곳: 부산시 (해운대구)
- 직업 : (대학생)
- 취미 : (수영)
- 기억에 남는 여행지 : 캐나다 (토론토)
- 올 해 이루고 싶은 꿈 : 장학금 받는 것

- 이름 : **이 충 식** (忠式 충성 충, 법 식)
- 나이 : 34세
- 현재 사는 곳: 서울시 (광진구)
- 직업 : (호텔 주방장)
- 취미 : (복싱)
- 기억에 남는 여행지 : 프랑스 (파리)
- 간절히 이루고 싶은 꿈 : 내 집 장만하는 것

- 이름 : **유 지 석** (智秳 지혜 지, 섬 석)
- 나이 : 45세
- 현재 사는 곳: 강원도 (속초시)
- 직업 : (건축가)
- 취미 : (영화 감상)
- 기억에 남는 여행지 : 스페인 (바로셀로나)
- 간절히 이루고 싶은 꿈 : 나만의 집을 짓는 것

11-2-3 [안면경련 문제]

1. 3
2. 보톡스, 미세
3. 1) O, 2) O, 3) X, 4) O, 5) X

11주 [정답]

11-3 [시공간 능력 _ 위에서 본 모양]

문제 1

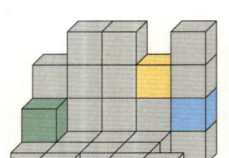 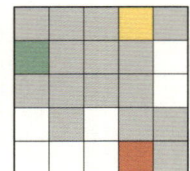

문제 2

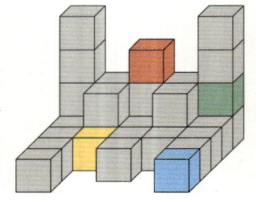 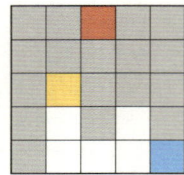

문제 3

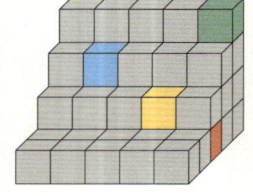 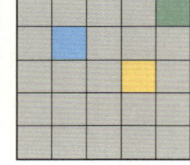

[매일의 단어 문제]

도마, 도목, 도소, 도외, 도원, 도주, 도행, 마도, 마방, 마소, 마주, 마필, 목도, 목마, 목소, 목연, 목외, 목주, 방도, 방목, 방소, 방외, 방원, 방주, 방행, 소마, 소방, 소여, 소외, 소원, 소주, 소행, 여방, 여외, 여주, 여행, 연도, 연마, 연목, 연방, 연소, 연원, 연주, 연필, 연행, 외도, 외방, 외연, 외원, 외주, 원목, 원방, 원소, 원외, 원주, 원필, 원행, 주도, 주마, 주목, 주방, 주연, 주소, 주원, 주필, 주행, 필도, 필마, 필방, 필연, 필주, 행도, 행방, 행여, 행주 등 기타 다른 단어도 있습니다.

11-3-1 [안면경련 / 컬러링]

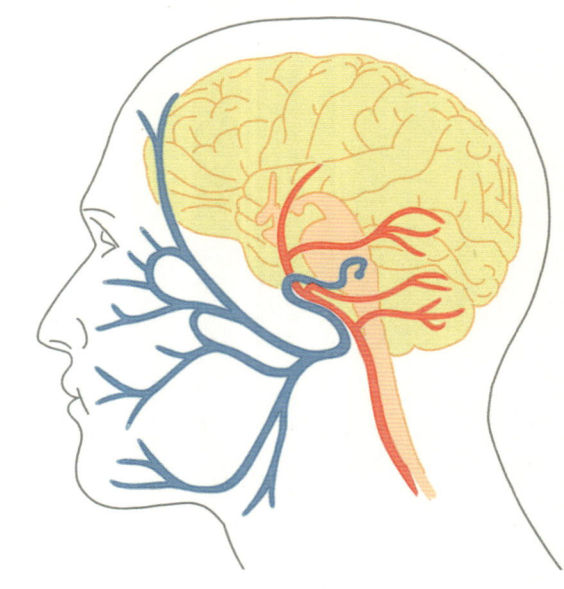

11-4 [계산력 _ 암호 계산]

1. 65 – 29 + 78 = 114
2. 37 + 100 – 79 = 58
3. 58 + 39 + 45 – 128 = 14
4. 72 + 99 – 62 – 47 = 62
5. 121 ÷ (137 – 126) = 11
6. 74 X (10 + 19) = 2146
7. (100 – 5) ÷ (15 + 4) = 5
8. (78 + 33) X (63 – 37 – 26) = 0
9. (189 – 98 + 9) X 9 = 900
10. (777 – 199 – 78) ÷ 25 = 20
11. 83 X (43 + 35 – 69) = 747
12. (666 – 488 – 178) X 111 = 0

[매일의 단어 문제]

하한, 하행, 하향, 하현, 하혈, 학회, 한해, 한화, 합헌, 항해, 해학, 해협, 해후, 향후, 허혈, 허황, 헌혈, 헌화, 현학, 현행, 현혹, 현황, 혈흔, 협회, 호헌, 호화, 호환, 호황, 호흡, 혹한, 혼합, 혼혈, 홍학, 홍합, 홍해, 화학, 화합, 화해, 화형, 화환, 화훼, 환형, 환호, 환희, 황혼, 황후, 회합, 회화, 회환, 회향, 황해, 효행, 효험, 후학, 후환, 후회, 훈화, 훤히, 휴학, 흑해, 흥행, 희화, 힙합 등 기타 다른 단어도 있습니다.

11-5 [전두엽 기능 _ 도형 추론]

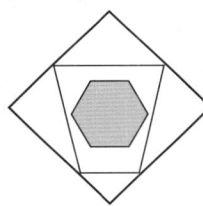

보기 4 : 세로줄 별로 모양의 위치가 순서대로 바뀝니다. 두 번째 세로줄의 첫번째 도형을 살펴보면, 바깥쪽 육각형 → 중간쪽 마름모 → 안쪽 평행사변형 모양이 일정한 방향으로 위치가 바뀝니다. 따라서, 두번째 세로줄의 두번째 도형은 육각형이 중간으로, 마름모는 가장 안쪽으로, 평행사변형은 가장 바깥쪽으로 이동하게 됩니다. 그리고 다시 육각형은 가장 안쪽으로, 마름모는 가장 바깥쪽으로, 평행사변형은 중간 쪽으로 이동합니다. 또한 각각의 모양은 이동할 때마다 시계 반대 방향으로 회전합니다. 회전은 첫 번째 세로줄이 시계방향으로, 두 번째 세로 줄은 시계 반대 방향으로, 세 번째 세로줄은 다시 시계방향으로 회전하는 것을 볼 수 있습니다. 또한 색칠 된 도형은 세로줄, 가로줄과 겹쳐지지 않은 위치에 있습니다. 그러므로, 위에서 살펴본 도형의 위치와 회전 방향, 색의 위치를 모두 고려한다면 물음표에 들어갈 모양은 보기 4번입니다.

[매일의 단어 문제]

1. 섶
2. 고름
3. 도련
4. 버선
5. 수구
6. 배래
7. 대님
8. 치마갈기, 치맛말기
9. 폭
10. 바짓부리

월요일

일주일 계획

이번 일주일을 생각하며 해야 할 일들을 정리해 보세요.

꼭 해야 할 일들 :

월 :

화 :

수 :

목 :

금 :

중요한 약속 / 만날 사람 :

재미난 계획 :

월요일

머릿속 한글 세상

속담의 앞부분과 뒷부분이 제시되어있습니다. 속담의 전체를 머릿속으로 떠올리고, 글자 안에 동그라미 모양이 몇 개 있는지 세어 보세요. 가능한 종이에 적지 말고 머릿속으로 생각해 보세요.

예시) 아니 땐 _____ 나랴 ➡ (3 개)

아니 땐 굴뚝에 연기 나랴

문제 1. **하룻 강아지** _____ 모른다 ➡ (개)

문제 2. **쥐구멍** _____ 있다 ➡ (개)

문제 3. **믿는** _____ 찍힌다 ➡ (개)

문제 4. **숭어가** _____ 뛴다 ➡ (개)

문제 5. **효성이** _____ 풀이 난다 ➡ (개)

매일의 단어 문제 | 다음의 초성으로 만들 수 있는 단어를 20개 이상 적어 보세요.

[ㅎㄹ] 훈련,

화요일

뇌척수액과 수두증

뇌 한가운데에 빈 공간이 있는데 이를 **뇌실**이라고 합니다. 뇌실은 맑은 **뇌척수액**으로 채워져 있습니다. 뇌척수액은 뇌실에서 만들어져 뇌실뿐만 아니라 뇌와 뇌막 사이의 빈 공간을 채웁니다. 그래서 뇌가 뇌척수액 사이에 떠있게 되고, 우리가 머리를 움직이거나 외부로부터 웬만한 충격을 받아도 뇌가 다치지 않습니다. 뇌척수액은 뇌와 척수 주위를 순환하면서 외부의 충격을 완충하는 역할을 하고 호르몬과 노폐물 등의 물질 운반 역할을 합니다.

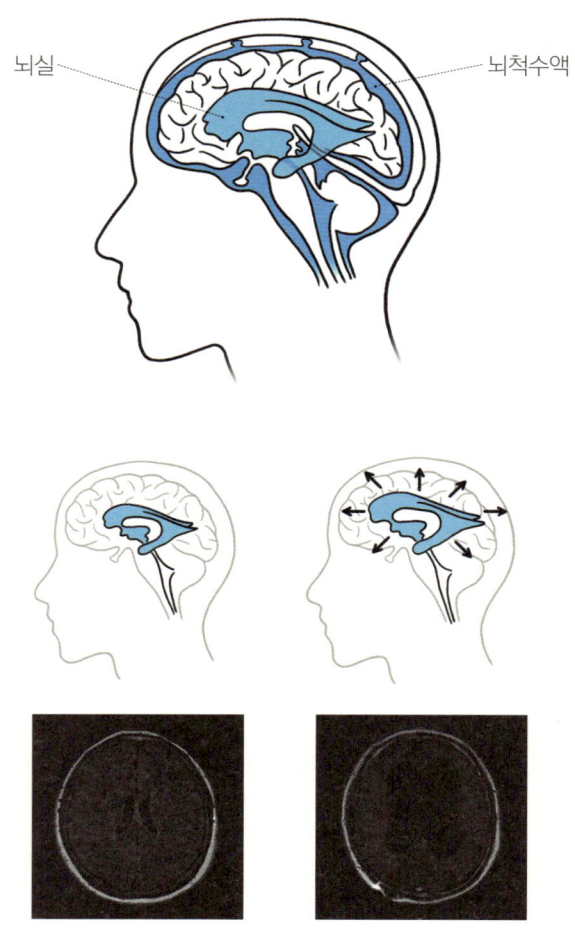

수두증은 불어난 뇌척수액으로 인해 커져버린 뇌실이 뇌를 압박하면서 생기는 병입니다. 수두증의 3대 증상으로는 동작이 둔해지고 걸음걸이가 나빠지는 **보행장애**, 소변을 지리는 현상으로 시작해서 심해지면 자기도 모르게 실수하게 되는 **소변실수**, 기억장애와 더불어 말수가 없어지고 게을러지고 조급증과 화를 내는 **치매증상**이 있습니다.

수두증 MRI 단층 촬영 사진

수두증으로 인해 발생한 치매증상은 **션트 수술(우회술)**로 완치가 가능합니다. 션트 수술이란 체액이 몸의 한 부분에서 다른 부분으로 흘러가도록 관을 삽입하는 수술을 말합니다. 션트 수술로 뇌실에 넘치게 고여있는 뇌척수액을 복강(배쪽 빈공간)쪽으로 흐르게 하여 증상을 치료합니다.

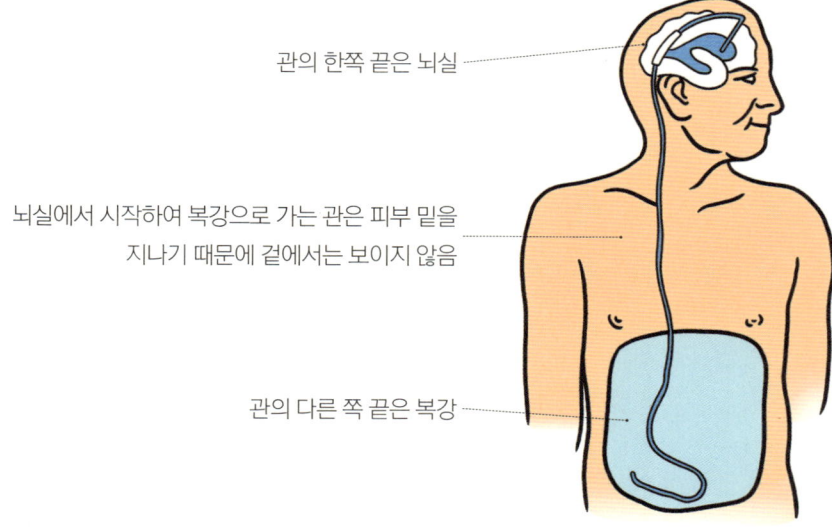

이야기 기억하기

살면서 가장 행복했던 시간이 언제였나요? 아래 글을 여러 번 읽으면서 빨간색으로 표시한 단어를 기억해 보세요. 다음 장을 넘겨 빈칸에 들어갈 단어를 채워 넣어 봅시다.

1972년 3월 28일 해외여행 자유화가 시작되기 전, 내가 하고 있던 약국을 접고 김포공항 송영대에서 손을 흔들다 눈물 닦는 다섯 살 아들을 뒤돌아 보면서 울면서 미국행 비행기에 올랐다. 버클리 대학에서 공부하는 남편의 공항 환영은 두고 온 아이들 생각을 다 날려 버렸다. 그때부터 6개월 버클리에서의 생활이 시작되었다. 환율이 400:1일 때, 나라에서 주는 300$ 중 100$은 집 렌트비에 사용하고, 100$은 학교생활비로, 100$은 생활비로 썼다. 남편이 수업에 들어가면 나는 대학 도서관에서 '현대 문학' 잡지에 기고된 '토지'를 읽었고, 일주일에 3일 동안은 adult school에 다니면서 영어를 배웠다. 모두 무료였다. 주말 아침에는 학교 테니스장에서 테니스를 치고, 남편이 학교에서 일찍 오는 날에는 남편 친구 차를 빌려 일주일치 먹을 식품을 사러 가곤 했다. "저건 이층 다리야? 신기하지?" Bay Bridge였다. 우리나라에 반포대교, 잠수교 같은 이층다리가 없던 시대에 얼마나 신기했던지… golden gate bridge를 구경하러 샌프란시스코까지 버스를 타고 갔던 그때… 일본인 친구 부부의 차로 요세미티를 2박 3일 다녀왔고, 미국 동부에서 의사 부부로 있는 언니와 형부가 와서 Yellow Stone National Park를 몇 날 동안 차로 달리면서 구경시켜 주었던 그때… 거리에 붙어 있는 피자 간판을 보고 "피자가 뭐예요?" 하니 미국 빈대떡이라고 들었던 그때… 미국 생활 6개월 동안 피자도 스팸도 캔터키 치킨도 한 번도 사 먹어 보지 못했던 가난한 시절이었지만 예쁘지도 늘씬하지도 않은 나를 최고로 알고 끔찍하게 사랑하고 위해주었던 남편이 있었고, 시집오는 날부터 함께 살았던 시어머니의 그늘에서 벗어나서 우리 둘만 살았던 그때가 내 결혼 생활 52년 중에 가장 행복했던 때이다.

73세 이신애님 〈행복했던 시간〉에세이

이야기 기억하기

앞에서 읽은 글을 떠올리면서 빈칸에 들어갈 알맞은 말을 적어 보세요.

(　　　)년 (　　)월 (　　)일 해외여행 자유화가 시작되기 전, 내가 하고 있던 약국을 접고 김포공항 송영대에서 손을 흔들다 눈물 닦는 다섯 살 아들을 뒤돌아 보면서 울면서 (　　　) 비행기에 올랐다. (　　　　　)에서 공부하는 남편의 공항 환영은 두고 온 아이들 생각을 다 날려 버렸다. 그때부터 6개월 버클리에서의 생활이 시작되었다. 환율이 400:1일 때, 나라에서 주는 300$ 중 (　　　)은 집 렌트비에 사용하고, (　　　)은 학교생활비로, (　　　)은 생활비로 썼다. 남편이 수업에 들어가면 나는 대학 도서관에서 '현대 문학' 잡지에 기고된 (　　　)를 읽었고, 일주일에 3일 동안은 (　　　　　)에 다니면서 영어를 배웠다. 모두 무료였다. 주말 아침에는 학교 테니스장에서 테니스를 치고, 남편이 학교에서 일찍 오는 날에는 남편 친구 차를 빌려 일주일 치 먹을 식품을 사러 가곤 했다. "저건 이층 다리야? 신기하지?" (　　　　)였다. 우리나라에 반포대교, 잠수교 같은 이층다리가 없던 시대에 얼마나 신기했던지… (　　　　　)를 구경하러 (　　　　)까지 버스를 타고 갔던 그때… 일본인 친구 부부의 차로 (　　　)를 2박 3일 다녀왔고, 미국 동부에서 의사 부부로 있는 언니와 형부가 와서 (　　　　　　)를 몇 날 동안 차로 달리면서 구경시켜 주었던 그때… 거리에 붙어 있는 피자 간판을 보고 "(　　)가 뭐예요?" 하니 미국 빈대떡이라고 들었던 그때… 미국 생활 6개월 동안 피자도 스팸도 캔터키 치킨도 한 번도 사 먹어 보지 못했던 가난한 시절이었지만 예쁘지도 늘씬하지도 않은 나를 최고로 알고 끔찍하게 사랑하고 위해주었던 (　　　)이 있었고, 시집오는 날부터 함께 살았던 시어머니의 그늘에서 벗어나서 우리 둘만 살았던 그때가 내 결혼 생활 52년 중에 (　　　)했던 때이다.

73세 이신애님 〈행복했던 시간〉에세이

나만의 에세이 작성하기

살면서 가장 행복했던 순간을 자세하게 적어보세요.

매일의 단어 문제 | 다음 제시된 초성을 보고 명언을 맞혀 보세요.

〈예시〉 ㅅㅍ는 ㅅㄱ의 ㅇㅁㄴ → 실패는 성공의 어머니

1. 배ㅂㄹ ㄷㅈ보다 배ㄱㅍ ㅅㅋㄹㅌㅅ가 낫다.

2. ㅎㄹ라도 ㅊ을 ㅇ지 않으면 ㅇ ㅇ에 ㄱㅅ가 돋는다.

3. ㅈㅅㅇ는 던져졌다.

4. ㄱㄹㄷ ㅈㄱ는 돈다.

5. 내 ㅅㅈ에 ㅂㄱㄴ이란 없다.

뇌척수액과 수두증 / 문제

수요일

1. 빈 칸에 알맞은 단어를 써 넣으세요.

　　1) 뇌 한가운데에 빈 공간이 있는데 이를 ___ㄴㅅ___ 이라고 합니다.

　　2) 뇌실은 맑은 ___ㄴㅊㅅㅇ___ 으로 채워져 있습니다. ___ㄴㅊㅅㅇ___ 은 뇌실에서 만들어져 뇌실뿐만 아니라 뇌 표면(뇌와 뇌막 사이 공간)의 빈공간을 채웁니다. 그래서 뇌가 ___ㄴㅊㅅㅇ___ 사이에 떠있게 되고, 우리가 머리를 움직이거나 외부로부터 웬만한 충격을 받아도 뇌가 다치지 않습니다.

　　3) 수두증으로 인해 발생한 치매증상은 ___ㅅㅌ___ 수술로 완치가 가능합니다.

2. 다음 물음 중 맞으면 O, 틀리면 X로 표시하세요.

　　1) 수두증은 불어난 뇌척수액으로 인해 커져버린 뇌실이 뇌를 압박하면서 생기는 병이다 (　　)

　　2) 뇌척수액은 외부의 충격에 완충 역할을 하고 호르몬과 노폐물 등의 물질 운반 역할을 한다 (　　)

　　3) 션트 수술이란 뇌실에 넘치게 고요있는 뇌척수액을 몸 밖으로 빼내는 수술이다 (　　)

3. 다음 중 수두증의 3대 증상에 대해 적어 보세요.

　　1) _____
　　2) _____
　　3) _____

4. 다음중 션트 수술에 대해 잘못 설명한 것을 고르세요.

　　1) 수두증으로 인해 발생한 치매 증상은 이 수술로 완치가 가능하다

　　2) 체액이 몸의 한 부분에서 다른 부분으로 흘러가도록 관을 삽입하는 수술이다

　　3) 션트 수술은 뇌실에 넘치게 고여있는 뇌척수액을 복강쪽에 흐르게하여 증상을 치료한다

　　4) 션트를 우리말로 뇌실술이라고 한다

칠교 놀이

제시된 모양과 같은 모양이 되도록 조각 판에서 정확한 위치를 찾아 색칠하세요.

문제 1.

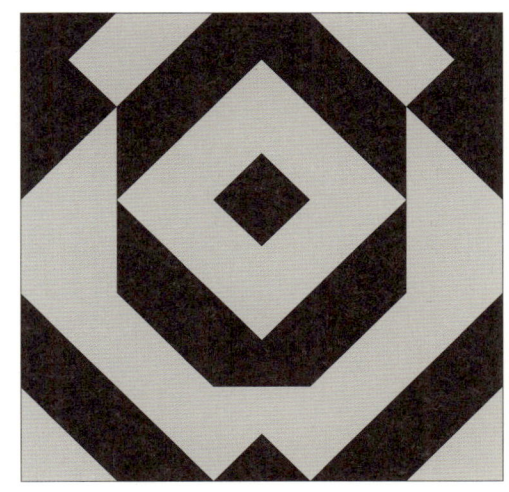
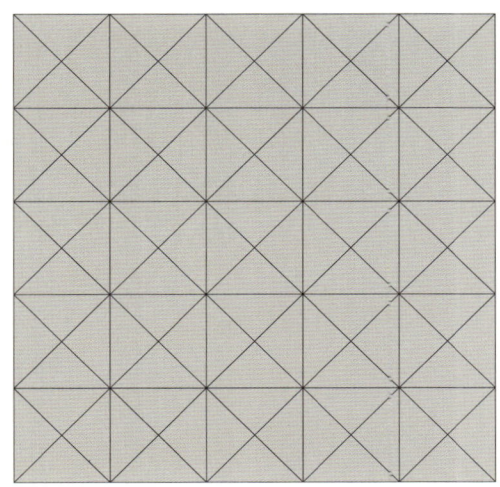

문제 2.

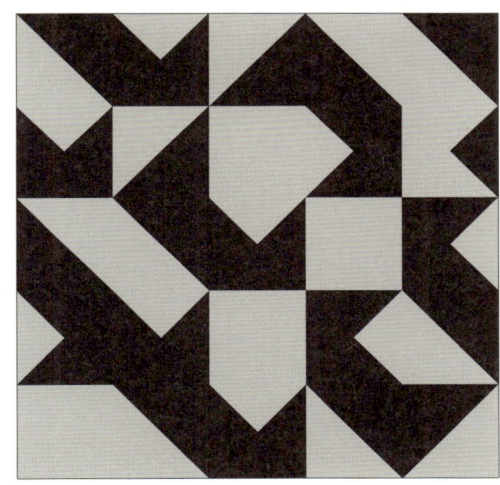
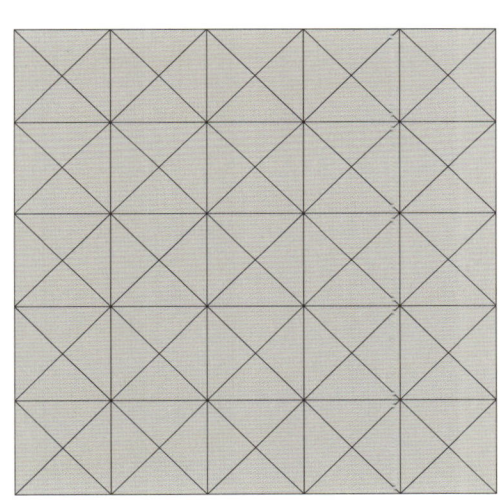

매일의 단어 문제 | 두 글자씩 짝을 지어 단어를 만들어 보세요. (글자는 중복해서 사용해도 됩니다)

지		식	
근	석		한
소		표	
	검		차
명		출	피

근검

| 목요일 | 이야기 기억하기 / 컬러링 | 12-3-1 |

이전 페이지에 있는 <행복했던 시간> 에세이 내용을 그린 것입니다.
이야기를 떠올려보면서 선을 따라 그린 후 자유롭게 색칠을 해보세요.

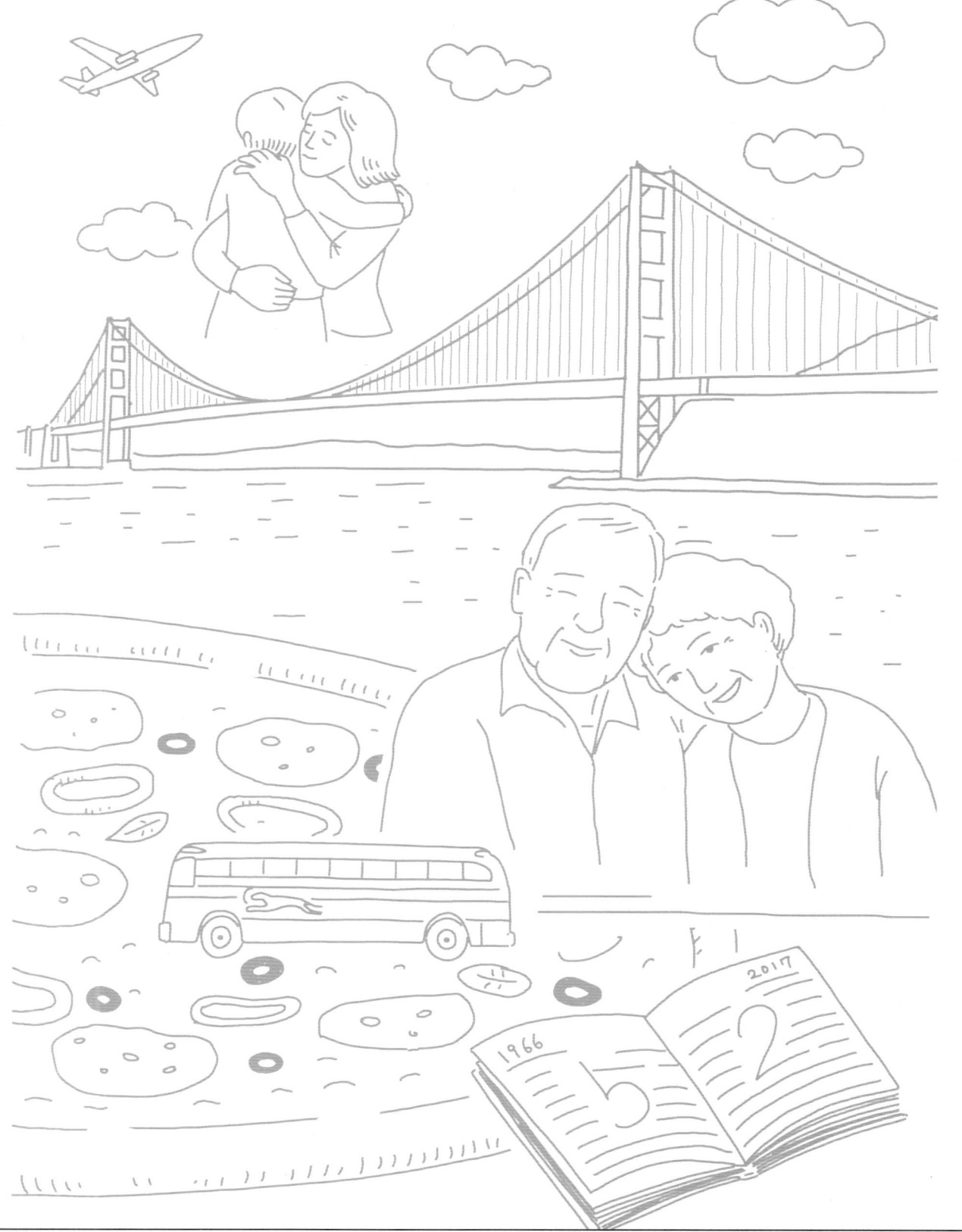

가게 계산

해외여행 상품입니다.
계산기를 사용하지 말고 직접 계산하여 아래 문제들의 답을 적어보세요.

	A 여행사	B 여행사	C 여행사
비행기표	825,900원	1,005,000원	878,900원
호텔	354,200원	159,900원	250,000원
경비행기투어	127,000원	138,000원	109,500원
식비	89,000원	70,700원	100,500원
가이드 팁	44,000원	50,000원	55,000원
페리관광	55,400원	34,700원	37,800원
기념품	15,800원	18,500원	22,000원
서커스 쇼	77,500원	95,000원	87,500원

* 상품 가격은 실제 물가와 무관합니다.

1. 어느 여행사의 상품을 선택하는 것이 가장 저렴할까요?

2. A 여행사에서는 경비행기 투어를 무료로 이용할 수 있고, B 여행사에서는 총 금액에서 만 원당 600원을 할인받을 수 있고, C 여행사에서는 총 금액의 5% 할인을 받을 수 있다면, 어느 여행사를 선택하는 것이 가장 저렴할까요?

매일의 단어 문제 | 다음의 초성으로 만들 수 있는 단어를 20개 이상 적어 보세요.

[ㅎ ㅍ] 하품,

금요일

일주일 정리

이번 한 주 내가 한 일들을 떠올려 보세요. 기억력 향상에 많은 도움이 됩니다.

월:

화:

수:

목:

금:

이번 주 만난 사람:

나의 긍정 점수

지난 한 주 만난 사람, 주위 사람들을 떠올리고 한 사람씩 평가해 보세요.
그 평가가 바로 당신의 긍정 정도를 말해 줍니다.

대상 |

점수 |
(100점 만점)

동전 금액 맞추기

지갑에 10원, 50원, 100원짜리 동전들이 가득합니다. 다음의 조건에 맞춰 각 동전이 몇 개씩 필요한지 맞혀 보세요. 동전의 개수와 총 금액이 모두 맞아야 하며, 각각의 동전은 한 개 이상씩 사용해야 됩니다.

예시) 동전 9개로 430원 만들기
10원 x 3개 = 30원
50원 x 4개 = 200원
100원x 2개 = 200원
9개 / 430원

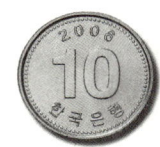 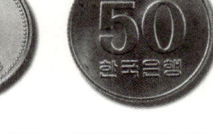 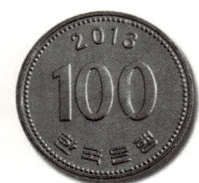
3개   4개   2개

1. 동전 14개로 440원 만들기

2. 동전 14개로 700원 만들기

3. 동전 15개로 790원 만들기

4. 동전 15개로 910원 만들기

5. 동전 16개로 510원 만들기

6. 동전 16개로 1,000원 만들기

매일의 단어 문제 | 다음 제시된 초성을 보고 명언을 맞혀 보세요.

〈예시〉 ㅅㅍ는 ㅅㄱ의 ㅇㅁㄴ → 실패는 성공의 어머니

1. ㅅㄴ이여 ㅇㅁ을 가져라.

2. ㅊㅈ는 1ㅍㅅㅌ의 ㅇㄱ과 99ㅍㅅㅌ의 ㄸ으로 이루어진다.

3. ㄴㅇ은 또 ㄴㅇ의 ㅌㅇ이 떠오른다.

4. ㅎㄱ 보기를 ㄷ 같이 하라.

5. ㅅㄴㄴ ㅈㄴㄴ 그것이 ㅁㅈ로다.

12주 [정 답]

12-1 [주의집중력 _ 머릿속 한글 세상]

문제 1. **하룻강아지 범 무서운 줄 모른다** ➔ (4 개)

문제 2. **쥐구멍에도 볕들 날이 있다** ➔ (4 개)

문제 3. **믿는 도끼에 발등 찍힌다** ➔ (3 개)

문제 4. **숭어가 뛰니까 망둥이도 뛴다** ➔ (5 개)

문제 5. **효성이 지극하면 돌 위에 풀이 난다** ➔ (7 개)

[매일의 단어 문제]

하락, 하례, 하류, 하륙, 학력, 학령, 한량, 한로, 한류, 할렘, 함락, 함량, 합류, 합리, 항력, 항렬, 항로, 항론, 해로, 해류, 행락, 행랑, 행렬, 행로, 향락, 향로, 향료, 향리, 허락, 허리, 혈류, 협력, 형량, 호락, 호령, 호롱, 호른, 혼란, 혼령, 혼례, 홀랑, 화랑, 화려, 화력, 화로, 화류, 확률, 확립, 환락, 환란, 활력, 활로, 황릉, 회람, 회랑, 회로, 회록, 횡령, 효력, 후련, 후렴, 훈련, 훈령, 흐름, 흑돌, 희락, 희롱 등 기타 다른 단어도 있습니다.

12-2-1 [기억력 _ 이야기 기억하기]

(1972)년 (3)월 (28)일 해외여행 자유화가 시작되기 전, 내가 하고 있던 약국을 접고 김포공항 송영대에서 손을 흔들다 눈물 닦는 다섯 살 아들을 뒤돌아 보면서 울면서 (미국행) 비행기에 올랐다. (버클리 대학)에서 공부하는 남편의 공항 환영은 두고 온 아이들 생각을 다 날려 버렸다. 그때부터 6개월 버클리에서 생활이 시작되었다. 환율이 400:1일 때, 나라에서 주는 300$ 중 (100$)은 집 렌트비에 사용하고, (100$)은 학교생활비로, (100$)은 생활비로 썼다. 남편이 수업에 들어가면 나는 대학 도서관에서 '현대 문학' 잡지에 기고된 '(토지)'를 읽었고, 일주일에 3일 동안은 (adult schocl)에 다니면서 영어를 배웠다. 모두 무료였다. 주말 아침에는 학교 테니스장에서 테니스를 치고, 남편이 학교에서 일찍 오는 날에는 남편 친구 차를 빌려 일주일 치 먹을 식품을 사러 가곤 했다. "저건 이층 다리야? 신기하지?" (Bay Bridge)였다. 우리나라에 반포대교, 잠수교 같은 이층다리가 없던 시대에 얼마나 신기했던지… (golden gate bridge)를 구경하러 (샌프란시스코)까지 버스를 타고 갔던 그때… 일본인 친구 부부의 차로 (요세미티)를 2박 3일 다녀왔고, 미국 동부에서 의사 부부로 있는 언니와 형부가 와서 (Yellow Stone National Park)를 몇 날 동안 차로 달리면서 구경시켜 주었던 그때…. 거리에 붙어 있는 피자 간판을 보고 "(피자)가 뭐예요?" 하니 미국 빈대떡이라고 들었던 그때… 미국 생활 6개월 동안 피자도 스팸도 캔터키 치킨도 한 번도 사 먹어 보지 못했던 가난한 시절이었지만 예쁘지도 늘씬하지도 않은 나를 최고로 알고 끔찍하게 사랑하고 위해주었던 (남편)이 있었고, 시집오는 날부터 함께 살았던 시어머니의 그늘에서 벗어나서 우리 둘만 살았던 그때가 내 결혼 생활 52년 중에 (가장 행복)했던 때입니다.

73세 이신애님 〈행복했던 시간〉에세이

[매일의 단어 문제]
1. 배부른 돼지보다 배고픈 소크라테스가 낫다.
2. 하루라도 책을 읽지 않으면 입안에 가시가 돋는다.
3. 주사위는 던져졌다.
4. 그래도 지구는 돈다.
5. 내 사전에 불가능이란 없다.

12-2-3 [뇌척수액과 수두증 문제]

1. 1) 뇌실, 2) 뇌척수액 (빈칸3개 모두), 3) 션트
2. 1) O, 2) O, 3) X
3. 1) 보행장애, 2) 소변실수, 3) 치매증상
4. 정답 : 4

12주 [정답]

12-3 [시공간 능력 _ 칠교 놀이]

문제 1.

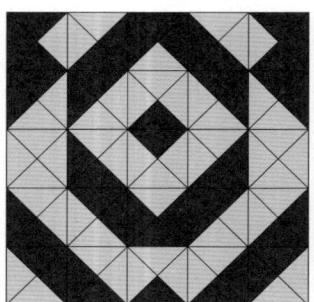

문제 2.

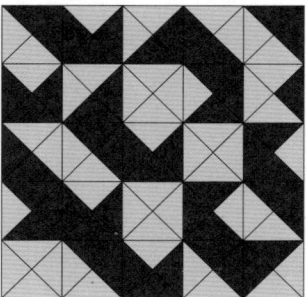

[매일의 단어 문제]

지식, 지소, 지표, 지검, 지명, 지차, 지출, 지피, 지한, 식근, 식석, 식소, 식지, 식차, 근검, 근소, 근식, 근피, 석지, 석식, 석차, 석출, 한명, 한지, 한식, 한소, 소검, 소지, 소식, 소한, 소명, 소출, 소피, 표지, 표식, 표석, 표차, 표명, 표출, 표피, 검근, 검지, 검식, 검소, 검표, 검차, 검출, 차지, 차석, 차표, 차명, 차출, 차한, 명석, 명식, 명지, 명차, 명한, 명소, 명검, 출근, 출석, 출소, 출피, 출한, 피지, 피석, 피한, 피소, 피검, 피차, 피명 등 기타 다른 단어도 있습니다.

12-3-1 [이야기 기억하기 / 컬러링]

(정답은 따로 없습니다.)

12-4 [계산력 _ 가게 계산]

1. (답 : C 여행사)
   - A여행사: 1,588,800원
   - B여행사: 1,571,800원
   - C여행사: 1,541,200원

2. (답 : A 여행사)
   - A여행사: 1,588,800원-127,000원=1,461,800원
   - B여행사: 1,571,800원-(600원X157번=94,200원)=1,477,600원
   - C여행사: 1,541,200원-(1,541,200원X0.05=77,060원)=1,464,140원

[매일의 단어 문제]

하파, 하풍, 하프, 하필, 학파, 학풍, 한파, 한판, 한패, 한편, 한풀, 한풍, 한필, 함평, 합판, 해판, 해풍, 행패, 행포, 허파, 허풍, 혁파, 혁폐, 현판, 현풍, 형판, 형편, 형평, 호패, 호피, 혹평, 혼파, 홍필, 화패, 화평, 화폐, 화포, 화폭, 화풍, 황폐, 회포, 회피, 횡포, 후편, 훈풍 등 기타 다른 단어도 있습니다.

12-5 [전두엽 기능 _ 동전 금액 맞추기]

No.	문제	10원	50원	100원
1	14개(440원)	9개(90원)	3개(150원)	2개(200원)
2	14개(700원)	5개(50원)	5개(250원)	4개(400원)
3	15개(790원)	4개(40원)	7개(350원)	4개(400원)
4	15개(910원)	6개(60원)	1개(50원)	8개(800원)
		1개(10원)	10개(500원)	4개(400원)
5	16개(510원)	11개(110원)	2개(100원)	3개(300원)
6	16개(1000원)	5개(50원)	3개(150원)	8개(800원)

[매일의 단어 문제]

1. 소년이여 야망을 가져라.
2. 천재는 1퍼센트의 영감과 99퍼센트의 땀으로 이루어진다.
3. 내일은 또 내일의 태양이 떠오른다.
4. 황금 보기를 돌같이 하라.
5. 사느냐 죽느냐 그것이 문제로다.

PERSONAL DATA

NAME | _____

MOBILE | _____

TEL HOME / OFFICE | _____

E-MAIL | _____

ADDRESS | _____

뇌美인 | TRAINING 3

체질량 지수 (BMI : Body Mass Index)

여성				신 장	남 성			
비만	과체중	표준	저체중		저체중	표준	과체중	비만
51.0	46.8	42.5	36.1	150 cm	38.3	45.0	49.5	54.0
52.0	47.7	43.4	36.8	151 cm	39.0	45.9	50.5	55.1
53.0	48.6	44.2	37.6	152 cm	39.8	46.8	51.5	56.2
54.1	49.6	45.1	38.3	153 cm	40.5	47.7	52.5	57.2
55.1	50.5	45.9	39.0	154 cm	41.3	48.6	53.5	58.3
56.1	51.4	46.8	39.7	155 cm	42.1	49.5	54.5	59.4
57.1	52.4	47.6	40.5	156 cm	42.8	50.4	55.4	60.5
58.1	53.3	48.5	41.2	157 cm	43.6	51.3	56.4	61.6
59.2	54.2	49.3	41.9	158 cm	44.4	52.2	57.4	62.6
60.2	55.2	50.2	42.6	159 cm	45.1	53.1	58.4	63.7
61.2	56.1	51.0	43.4	160 cm	45.9	54.0	59.4	64.8
62.2	57.0	51.9	44.1	161 cm	46.7	54.9	60.4	65.9
63.2	58.0	52.7	44.8	162 cm	47.4	55.8	61.4	67.0
64.3	58.9	53.6	45.5	163 cm	48.2	56.7	62.4	68.0
65.3	59.8	54.4	46.2	164 cm	49.0	57.6	63.4	69.1
66.3	60.8	55.3	47.0	165 cm	49.7	58.5	64.4	70.2
67.3	61.7	56.1	47.7	166 cm	50.5	59.4	65.3	71.3
68.3	62.6	57.0	48.4	167 cm	51.3	60.3	66.3	72.4
69.4	63.6	57.8	49.1	168 cm	52.0	61.2	67.3	73.4
70.4	64.5	58.7	49.9	169 cm	52.8	62.1	68.3	74.5
71.4	65.5	59.5	50.6	170 cm	53.6	63.0	69.3	75.6
72.4	66.4	60.4	51.3	171 cm	54.3	63.9	70.3	76.7
73.4	67.3	61.2	52.0	172 cm	55.1	64.8	71.3	77.8
74.5	68.3	62.1	52.7	173 cm	55.8	65.7	72.3	78.8
75.5	69.2	62.9	53.5	174 cm	56.6	66.6	73.3	79.9
76.5	70.1	63.8	54.2	175 cm	57.4	67.5	74.3	81.0
77.5	71.1	64.6	54.9	176 cm	58.1	68.4	75.2	82.1
78.5	72.0	65.5	55.6	177 cm	58.9	69.3	76.2	83.2
79.6	72.9	66.3	56.4	178 cm	59.7	70.2	77.2	84.2
80.6	73.9	67.2	57.1	179 cm	60.4	71.1	78.2	85.3
81.6	74.8	68.0	57.8	180 cm	61.2	72.0	79.2	86.4
82.6	75.7	68.9	58.5	181 cm	62.0	72.9	80.2	87.5
83.6	76.7	69.7	59.2	182 cm	62.7	73.8	81.2	88.6
84.7	77.6	70.6	60.0	183 cm	63.5	74.7	82.2	89.6
85.7	78.5	71.4	60.7	184 cm	64.3	75.6	83.2	90.7
86.7	79.5	72.3	61.4	185 cm	65.0	76.5	84.2	91.8
87.7	80.4	73.1	62.1	186 cm	65.8	77.4	85.1	92.9
88.7	81.3	74.0	62.9	187 cm	66.6	78.3	86.1	94.0

BMI 지수 = 몸무게(kg) ÷ (신장(m) x 신장(m))   예) 몸무게 50kg, 키 160㎝ 일 때, BMI 지수 = 50 ÷ (1.6 x 1.6) = 19.5

뇌美인
TRAINING 365
3

초판 1쇄 발행 : 2018년 2월 15일

지은이 : 나 덕 렬

인지문제 출제 관리 : 조 진 주

자문위원 : 진 주 희, 이 병 화

펴낸이 : 박 종 신

출판 디렉터 : 이 용 현

디자인 : 앤 커뮤니케이션 (02-523-6981)

펴낸곳 : 도서출판 뇌미인

출판등록 : 2015년 6월 5일

주소 : 경기도 남양주시 사릉로 34번길 21, 105동 509호

전화 : 031-592-2353   /   팩스 : 050-4191-5259

전자우편 : brainbeauty365@gmail.com

인쇄 제본 : 중앙문화인쇄

ISBN : 979-11-956781-7-4

값 27,000원

- 잘못된 책은 바꿔드립니다.
- 이 책의 전부 또는 일부 내용을 재사용하려면 사전에 저작권자와 도서출판 뇌미인의 동의를 받으셔야 합니다.